艾贝母婴研究中心
编著

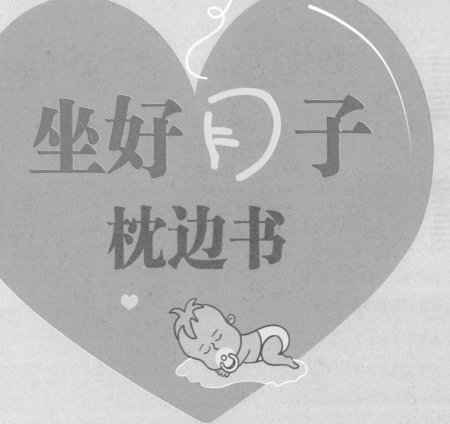

坐好日子

枕边书

四川科学技术出版社

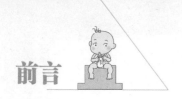

前言 PREFACE

　　随着十月怀胎这一伟大历程的渐进结束，准妈妈就要为接下来的分娩和坐月子做好准备了。对于很多初产的准妈妈来说，不免会对分娩过程充满迷惑或不安，对分娩后怎样坐月子更无头绪，而且传统的坐月子观念，如月子期间不可以洗头洗澡、不可以吃蔬菜水果、不可以吃盐等诸多禁忌也困扰着她们，这些禁忌在科技文明日益发达的今天，仍不得触犯吗？

　　在月子里，新妈妈怎样才能既关注自身的健康又关注新生儿的健康成长？

　　这本《坐好月子枕边书》立足于科学，为你讲解分娩过程的相关细节；分娩后的身体变化及恢复过程；如何安排月子里的日常生活，以使身体得到最佳的康复；如何安排月子里的膳食，为身体复原提供最佳的营养；怎样防治产后常见不适及疾病，做个健康的新妈妈。除此之外，我们还为爱美的新妈妈提供了切实可行的美容保健常识，如怎样瘦肚、美腿、美臀、美胸，怎样做产后健身操等。让新妈妈重塑产后身材，恢复昔日迷人风采。

　　另外，我们针对新生儿的养护方面还做了简单的介绍，对于新生儿的身心发育特点、日常起居的护理、科学喂养的方法、常见病的特殊呵护，这些内容都能在本书中找到解答。

　　书中的内容丰富、文字通俗易懂，实用性和可操作性强，图文并茂的阅读方式能让读者免去大量文字阅读之苦。可以说，拥有本书，就像有一位专家，全方位呵护你在坐月子的点点滴滴。

　　衷心祝愿本书能陪伴你轻松顺利地度过月子这一特殊时期，使身体得到极好的恢复，也同样祝愿小宝宝能健康快乐地成长。

编　者

CONTENTS 目录

第1章

做好准备，分娩并不可怕 ／1

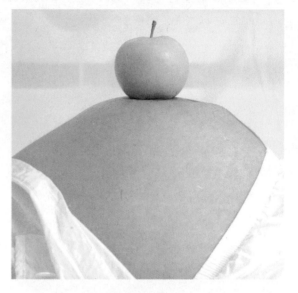

第2章

科学生活，坐好月子健康一生 ／ 49

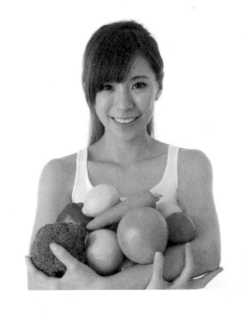

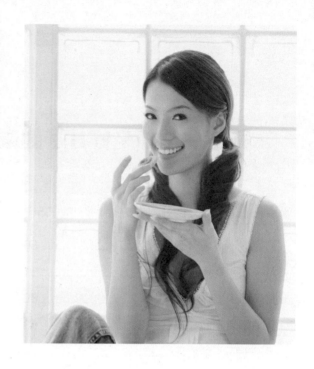

第3章

产后康复，做一个潮流辣妈 / 77

剖宫产后的护理康复 117

产后制订塑身大计 123

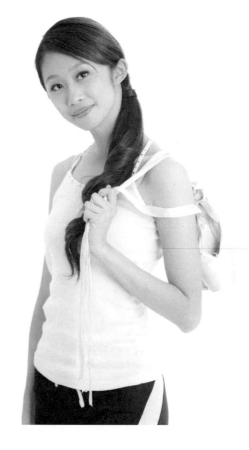

第4章

膳食调养，月子里的饮食宜忌 ／159

第5章

呵护成长，解读新生儿保健护理 / 197

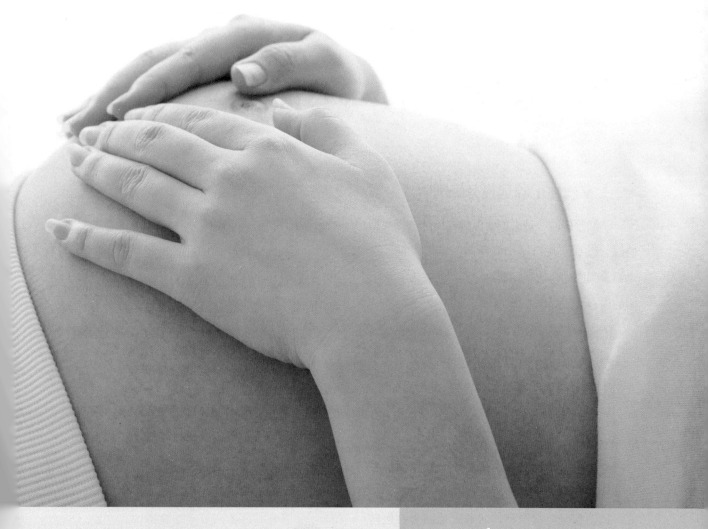

第1章

做好准备，
分娩并不可怕

✺ 产前做好充足的准备 ✺

专家教你正确选择分娩医院

孕妇分娩时，是去妇幼保健院还是选择大型的综合性医院呢？这个问题确实难住了很多准妈妈。到底如何选择，准妈妈们不妨参考一下下面的内容。

◎ 妇幼保健院

与其他医院相比，妇幼保健院的专业水准更高，因此受到了很多准妈妈的青睐。其优势如下：

妇幼保健院配置的产科医疗器械更齐全、专业能力更强。

妇幼保健院的产科医生对于孕产期的医疗水平相对较高，医护人员的操作也更为熟练。

妇幼保健院的产科病房通常比综合性医院多。

在妇幼保健院，医护人员对产妇的饮食及护理会更有经验。

在妇幼保健院，新生儿可以接受按摩抚触，有条件的妇幼保健院还能为婴儿专门提供游泳服务。

◎ 大型综合性医院

专业的妇幼保健院并非唯一的选择，对于一些有特殊情况的准妈妈来说，选择综合性医院产科分娩更为明智。这是因为：

大多数综合性医院都设有产科门诊，能为准妈妈做全面的孕期检查。

综合性医院最大的优势就是科室齐全、技术水平高。孕期容易出现并发症的准妈妈，可在综合性医院各专业科室得到及时的会诊和处理；而

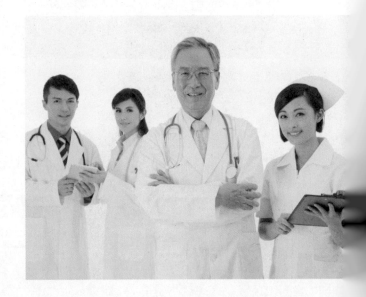

对于已患有糖尿病、妊娠期合并高血压等疾病的准妈妈，诊治起来要比非孕期的疾病困难得多，由于有的妇幼保健院未设立相关的专科，因此，选择综合性医院更好。

温 馨 提 示

选择医院，一定要充分了解医院的基本情况，如检查环境是否舒适、硬件设施是否齐备、医疗水平是否先进、床位是否紧张、配餐及费用如何、是否可以选择病房、能否选择分娩方式、紧急抢救设备及血源是否充足、产后有无专人护理、产后母子是否同室、产后是否有喂养专家指导、剖宫产率如何、新生儿的检查制度是否完善等。当然，除了这些，还应考虑医院离家的远近。另外再提醒一点，从怀孕开始到分娩最好选择同一家医院，这样医生会有你在孕期、临产前的详细检查记录，一旦在分娩时发生意外，也能从容地做出处理。

开始准备你的待产包

准妈妈住院期间的待产物品一般分为产前及产后所需的，整理时最好分开装，以免入院后手忙脚乱不容易找到。

◎产前必备物品

入院的必备资料

入院前，一定要确保诸如准妈妈的身份证、医院的就诊卡、母子健康手册以及产检的所有记录等资料带全，以方便医生在紧急情况下针对准妈妈的情况进行应急处理。

洗护用品

入院后，大多数准妈妈都不会立刻生产，因此在医院待产期间，家人一定要为准妈妈做足准备，将准妈妈平时用的洗漱用品和护肤品全部带上。

通常，需要带的洗护物品有软毛牙刷、牙膏、刷牙杯、梳子、香皂、脸盆、大小毛巾若干、护肤霜或护肤乳液等。

舒适、耐脏的睡衣

目前，医院都会为产妇提供住院时所穿的衣服，但病号服大多是均码号，穿起来未必合身、舒服。因此，建议家人为准妈妈准备两套舒适的睡衣，以方便换洗。睡衣一定要选择舒适、耐脏、袖子宽松方便卷起的款式。另外，如果在冬天入院，一定要选择保暖性较好的睡衣；而在夏天入院则不能贪图凉爽而选择无袖或短袖的睡衣，以免肩膀及胳膊着凉。

保暖性好的拖鞋和袜子

拖鞋和袜子是准妈妈入院必不可少的物品，尤其在冬天，家人要注意给准妈妈准备一双能包住脚后跟的保暖棉拖鞋，还要准备几双保暖性好且较吸汗的纯棉质地的袜子。

有利于准妈妈放松的物品

分娩前，大多数准妈妈会比较紧张、焦虑，如果带上她在家爱看的书、喜欢的音乐和游戏、习惯用的靠垫等物品，都有助于准妈妈待产时放松情绪、分散对阵痛的注意力。

◎产后必备物品

健康美味的零食

分娩的过程中要消耗妈妈大量的体力，因此产后应注意补充营养。除了需要摄入一些清淡易消化的食物外，还应给产后的妈妈准备一些高热量的零食。但剖宫产的妈妈产后应禁食一段时间。

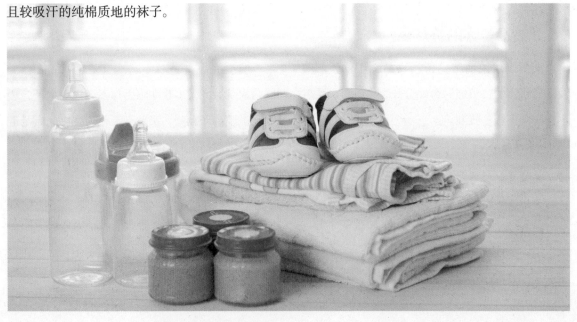

干净舒适的睡衣

分娩结束后，应给妈妈更换一套干净舒适的睡衣。这样不仅可以保持身体清洁，而且还可以缓解紧张而疲惫的情绪，更有利于产后康复。

一次性内裤

产后会产生很多恶露，而且住院期间没办法洗衣服，因此妈妈最好选择一次性内裤，用完丢弃即可，方便处理。

卫生巾、成人尿垫

产后恶露的量比平时的月经量稍多，因此住院期间一定要多准备一些卫生巾，并保证勤换。如果担心恶露过多弄脏病床，不妨准备一些成人尿垫。

舒适合体的哺乳文胸

产后的最初几天，大部分妈妈的乳房会出现胀乳现象，因此这时舒适合体的文胸就显得非常重要。

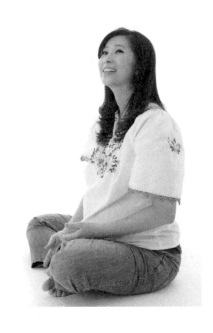

让分娩变成人生的美好回忆

人们一提到自然分娩就会想到那痛苦的时刻，常把自然生产与疼痛联系在一起。其实自然分娩也是幸福的时刻，那是爱情的结晶、生命的天使降临的时刻，我们应把它变成美好的回忆。

准妈妈们应从主观上正确认识自然分娩，思想上、心理上做好自然分娩的准备，减少对自然分娩的恐惧感和紧张感。

借助客观条件来减轻产痛，如正确练习和运用呼吸运动、自己或老公帮助按摩。

医生会根据具体情况，运用针灸、笑气吸入、硬膜外镇痛等方法减轻疼痛。若医院允许家属陪产，可让老公进产房陪产，共同迎接宝宝的降生，享受幸福时刻的到来。

这样分娩后一定会留下许多美好的回忆。

产前心理紧张会带来哪些不良影响

产前心理紧张不仅会影响准妈妈的情绪，还会消耗她们的体力，使其对疼痛的敏感性增加，使大脑皮层神经中枢指令的传送紊乱。这直接影响大脑皮层神经中枢指令的传送，使产力过强或过弱，从而影响胎宝宝的下降及转动，使产程进展缓慢。

另外，精神过度紧张的产妇往往不会利用宫缩间隙休息，休息不好，饮食就少，在分娩过程中得不到充分热量和水分的补充，就不能满足分娩期身体的需要，容易疲劳，延缓分娩进程，或者不能正确使用腹压，影响子宫协调有力的收缩，妨碍胎儿的顺利娩出。胎儿在子宫内待的时间过长，容易造成胎宝宝缺氧、窒息，甚至死亡，即使存活下来的宝宝也有可能出现智力障碍。

神经极度紧张造成难产后，产妇子宫收缩不良，易发生大出血，产后恢复较慢，还易引发各种炎症。

所以产妇忌害怕和精神紧张。

如何避免产前心理紧张

准妈妈的情绪影响着分娩的顺利与否。如果准妈妈精神放松，可使子宫肌肉收缩规律协调，宫口容易开大，会使产程进展顺利。相反，如果准妈妈精神高度紧张，分娩时大喊大叫，往往会导致子宫收缩不规律，子宫口很难张开，会延长产程，甚至导致危险。

初为产妇往往缺乏心理准备，对生产既感到神秘，又有些惧怕，再加上听到别人说分娩是如何的痛苦，使得许多产妇对分娩更加恐惧。很多孕妇每每想到自己即将临产时，心中就忐忑不安，充满恐惧心理。人感受到痛是大脑皮层中枢神经的作用。如果自我感觉不安，中枢神经会有非常敏感的反应，痛就会更严重。所以，必须从思想上消除对分娩恐惧不安的心理障碍，保持平静的心情，分娩时也就不会感觉太疼痛。

温 馨 提 示

无论是医务人员，还是家属，在分娩前和进行中都要给准妈妈心理上的关怀，讲解分娩的知识和安全问题，给她以自信，消除顾虑，解除其精神负担。通过做细致的工作，给准妈妈创造一个安静、轻松的临产环境。

直面分娩时的尴尬情况

分娩时难免会遇到一些尴尬之事，准妈妈要从心理上放轻松，从容应对。

◎ 要求褪去衣物

生孩子的时候，医生会要求所有孕产妇褪去所有衣物，躺在产床上等待。作为妈妈，首先考虑的应该是宝宝的安全，必要的时候暂时牺牲一下自己。分娩的时候如果不脱衣服，医生所有的操作都将无从下手，宝宝也就无法顺利娩出。

◎ 面对男医生接生

在医院不可避免地会遇到男医生，有些准妈妈会觉得很难为情。其实大可不必，有时男医生的优势更多，如男医生力气大，而且心理素质好，能临危不乱，接生的时候能让准妈妈更加安心。

况且不管是选择男医生还是女医生，重要的是能够安全地帮助自己生下宝宝，相比较之下，尴尬其实也就没什么了，不管男医生女医生，准妈妈都应该信任他，这是有助于分娩顺利进行的。

◎ 大喊大叫，毫无形象

分娩时，产痛折磨得准妈妈们不仅不顾形象地大喊大叫，而且说话也很刻薄呢。孩子生完了，回头想想自己的举动，你也许还会感到脸红呢！

要知道，大喊大叫不是你的错，都是激素惹的祸。因为在分娩过程中，准妈妈体内雌激素和孕激素的水平会发生一些变化，这常常会让准妈妈做出一些异常的举动。更何况医护人员对产妇的大喊大叫举动都习以为常了，如果你不喊叫，医生可能还会认为你的身体出现了异常状况呢。

◎ 经历恶心和呕吐

因为无痛分娩中采用硬膜外麻醉可能会导致血压过低，引起恶心和呕吐。即使是没有进行硬膜外麻醉，分娩时的疼痛也会导致呕吐。另外，胎儿的下降活动，也可能会导致呕吐的发生。为避免呕吐，从分娩开始的最初阶段，就应该只吃一些好消化的流食，或者完全停止进食，只喝水或饮料。

◎ 抑制不住地发抖

身体抑制不住地颤抖，牙齿发出咔哒咔哒的声音，这种现象的发生并不是因为感觉寒冷。最新研究表明：颤抖是因为母体的血液中出现一些

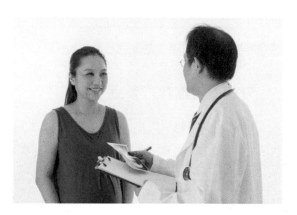

不相容成分的直接结果。在分娩的过程中，极少量的胎儿的血液会融入妈妈的血液当中。如果妈妈和宝宝的血液中有不相容的成分（如血型不同），妈妈就会出现颤抖、哆嗦、打冷战的现象。

◎尴尬的响动

当宝宝通过产道慢慢下降，准备降生的时候，就会挤压到直肠，使一些气体从肛门被迫排出。尤其是进行硬膜外麻醉以后，肛门附近的括约肌变得麻痹，没有知觉，这种情况就会发生。

◎大小便失禁

分娩时，进行硬膜外麻醉以后，肛门附近的括约肌变得麻痹，此对大小便的控制力自然就会减弱，即使将便便拉到产床上也是正常的。不过，医生对这件事的态度很客观，他们认为这只是人体器官一种正常的运动。当宝宝的头通过产道时，直肠会变得平滑，里面的内容物就会被推出来。每次宫缩时想排便的感觉都非常强烈，这是宫口开得很大，甚至是开全的征兆。准妈妈应该感到欣慰，如此有助于消除内心的尴尬。

分娩时的饮食六要点

❶ 大多数准妈妈待产时都比较紧张，胃口也不好，因此建议进食一些便于消化吸收的食物。

❷ 产前不宜吃太多油腻、高蛋白以及需要长时间消化的食物。

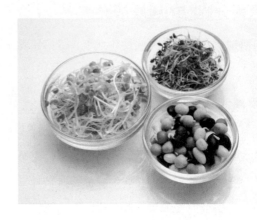

❸ 分娩前可以吃一些能快速补充能量的食物，如巧克力、果汁、糖水等。

❹ 分娩过程中消耗的水分较多，因此分娩前可以吃一些半流质的软食。

❺ 苋菜、牛奶、蜂蜜等食物对促进分娩、缩短产程、缓解产痛能起到一定的作用，可适量食用。

❻ 当严重宫缩引起太过疼痛而不能进食时，可通过输葡萄糖、维生素来补充能量。

温 馨 提 示

分娩是一个体力活，需要准妈妈在产前储备足够的能量。只要饮食安排得当，就能避免分娩时的尴尬；而且产前合理进食还能增进产力，有助于顺利分娩。

临近分娩时宜吃的食物

准妈妈常因宫缩的疼痛而不愿进食，其实为了更顺利地生产，准妈妈应尽量用少食多餐的方法，吃些容易消化、高热量、少脂肪的食物，以增加体力，有利分娩，还要注意补充足够的水分，为分娩时失去过多水分做储备，并且吃些有助生产的食品，如苋菜、牛奶、蜂蜜等。

自然分娩前的饮食安排

生产是件很耗体力的事情，因此，越接近预产期，准妈妈越要掌握均衡且规律的饮食。注意，越接近生产，胎宝宝的头会越往骨盆下去，准妈妈的食欲会逐渐恢复。这会儿准妈妈可不要再毫无顾忌地吃喝，要控制自己的饮食，少吃脂肪、盐分含量高的食物。

如果无高危妊娠因素，准备自然分娩的话，建议准妈妈在分娩前准备些易消化吸收、少渣、可口味鲜的食物，如面条鸡蛋汤、面条排骨汤、牛奶、酸奶、巧克力等食物，吃饱吃好，为分娩准备足够的能量。否则吃不好睡不好，紧张焦虑，容易导致疲劳，将可能引起宫缩乏力、难产、产后出血等危险情况。

剖宫产前需要注意的饮食问题

准妈妈在接受剖宫产手术前，在饮食上需注意以下两点：

◎ 不宜滥服高级滋补品

如高丽参、洋参等参类具有强心、兴奋作用，鱿鱼体内含有丰富的有机酸物质——EPA，它能抑制血小板凝集，不利于术后止血与创口愈合。

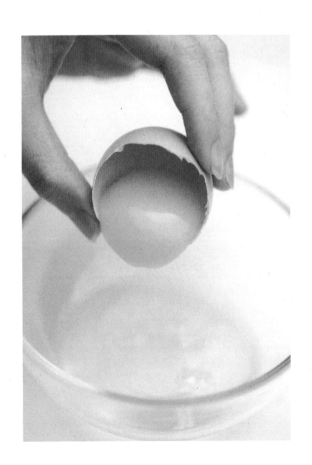

◎剖宫产术后6小时内禁食

剖宫产手术，由于肠管受刺激而使肠蠕动减慢，肠腔内有积气，易造成术后的腹胀感。6小时后宜服用一些排气类食物（如萝卜汤等），以增强肠蠕动，促进排气，减少腹胀，并使大小便通畅。易发酵、产气多的食物，如糖类、黄豆、豆浆、淀粉等，产妇也要少吃或不吃，以防腹胀。

不同产程的不同饮食情况

自然分娩一般分为三个产程，即第一产程、第二产程、第三产程。准妈妈应针对不同的产程合理安排饮食。

◎第一产程

在三个产程中，第一产程所需的时间最长，而且宫缩引起的阵痛常常让准妈妈无法休息，也会影响到正常进食。但后面的两个产程仍然要消耗大量体能，所以准妈妈此时必须补充能量。如果无法做到正常进食，可以少食多餐。

此时，可吃些包子、粥、鸡蛋羹等柔软、易消化的食物。

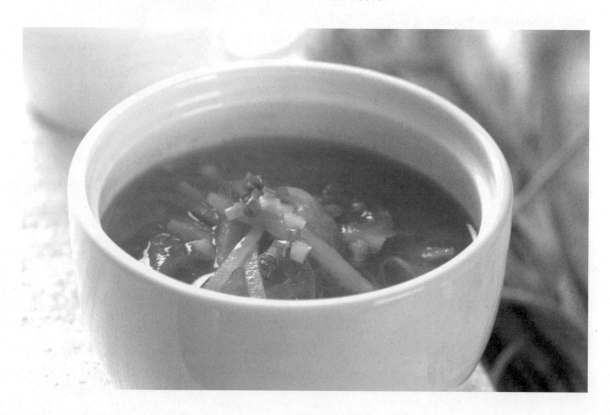

◎第二产程

在这个阶段，子宫收缩强烈而频繁，子宫收缩还会压迫胃部引起呕吐。呕吐本身就会损耗体能，再加上疼痛加剧造成消耗增加，因此，这时准妈妈更需要摄取一些能迅速补充体力且易消化吸收的高能量食物。进食时机可选择在宫缩间歇。

此时，可摄入一些流质及高能量食物，如藕粉、果汁、红糖水、巧克力等。

◎第三产程

第三产程持续的时间较短，不必勉强准妈妈进食。但如果产程延长，则建议适当进食。

此时，可摄取糖水、果汁等流质食物。

温 馨 提 示

第一产程中，由于不需要产妇用力，所以产妇可以尽可能多吃些东西，以备在第二产程时有力气分娩。所吃的食物应以碳水化合物性质的食物为主，因为它们在体内的供能速度快，在胃中停留时间比蛋白质和脂肪短，不会在宫缩紧张时引起产妇的不适或恶心、呕吐。

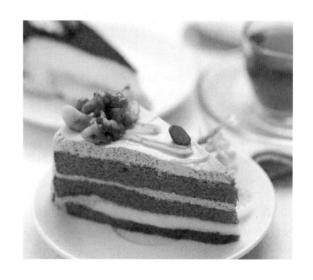

分娩的最佳食品——巧克力

据产科专家研究，产前，正常子宫每分钟收缩 3 ~ 5 次，而正常产程需要 12 ~ 16 小时，总共约需消耗 6.2 千卡（1 千卡 =4.18 千焦）热量，这一组数字需要的体力付出，相当于跑完 1 万米或走完 200 多级楼梯所需的能量。而这些被消耗的能量，必须在产程中加以进补，才能保证有充足的体力使分娩顺利进行。

◎什么食品能担当"伴产"食品呢？

营养学家首推巧克力，巧克力含有丰富的营养素，据测定，每 100 克巧克力中含有碳水化合物 50 余克，蛋白质 15 克，脂肪 30 克，还有微量元素、维生素和钙等，能在短时间内被人体很快消化、吸收和利用，产生出大量的热能。

巧克力的营养价值，符合临产妇生理需要的几个特点：

一是含有大量能很快被产妇吸收利用的优质碳水化合物，被吸收利用的速度是鸡蛋的5倍、脂肪的3倍；

二是富含临产妇十分需要的微量元素和维生素、铁及钙等，不但能加速产道创伤的恢复，还能促进母乳的分泌与增加母乳的营养成分；

三是体积小，热量高，而且香甜可口，吃起来也很方便，产妇只要在临产前吃上一两块巧克力，就能在分娩过程中产生出更多热量。

因此，产妇在分娩前，应准备些优质巧克力，以备在分娩过程中食用，及时补充体力，促进分娩尽快完成。

丈夫陪产的意义有哪些

丈夫陪伴分娩源于20世纪50年代初，苏联开创的"精神预防性无痛分娩"。临床观察显示，产妇对分娩疼痛的反应强弱与其精神状态密切相关。恐惧、焦虑、疲惫和对自然分娩缺乏信心都会增强产妇对疼痛的反应。

分娩时的阵痛为非条件反射的反应，程度不重，然而产妇主观对分娩疼痛的担忧以及环境中的不良刺激，如身体处于陌生的分娩环境，其他产妇的叫喊声都会使产妇对轻微的刺激产生强烈的反应，增强宫缩的痛感。许多动物实验和临床观察发现，剧烈疼痛感和紧张情绪能导致血管收缩、胎儿窘迫、宫缩异常，影响产程的正常进行。

由丈夫陪伴分娩，创造了一种新的"家庭式"分娩，是更人性化的生产方式。分娩时丈夫陪伴在妻子身边，能带给产妇精神安慰，对产妇来说，有所信任的配偶在场，便是在困难时刻对她的最大帮助，增加了一种安全感，还可以转移对分娩阵痛的注意力，驱散恐惧心理，使等待的时间容易度过，有助于实现自然分娩。一同迎接孩子的出生，可以增进夫妻间的感情，让丈夫更能体会妻子的辛苦，更加体谅妻子。同时，伴随妻子走过怀孕和分娩的过程，可以让丈夫更快地进入父亲的角色，增进父子之间的感情。所以，现在越来越多的医院提供了温馨的家庭式的分娩环境，鼓励丈夫陪伴分娩。

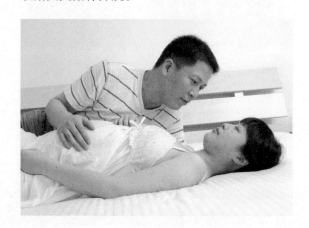

并非所有的准爸爸都适合进入产房陪伴妻子生产，研究表明乐观配合型的准爸爸才适合担任陪产的角色。这个类型的准爸爸从妻子住进医院，就乐于和医生主动沟通，并且能够积极配合医生和护士，用积极的态度鼓励妻子，与妻子一起分享痛苦、紧张和快乐。在这类丈夫的陪同下，分娩一般都会比较顺利，产程缩短，产后出血减少。

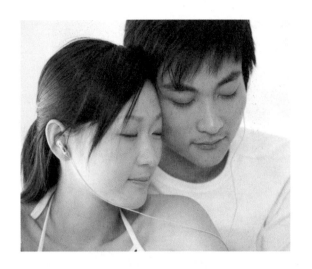

温馨提示

准爸爸要对怀孕前一直到分娩的整个过程都有比较清晰的了解，这样的陪产效果最好。如果丈夫在没有心理准备的情况下陪产，会在心中留下阴影，从而出现恐惧性生活的心理障碍。

准爸爸陪产前应做的准备

随着生产日期的接近，准妈妈的心情变得越来越复杂，既有快要看见自己的骨肉而兴奋，又因为不知何时会发生阵痛而感到焦虑。此时大多数的孕妇都希望丈夫陪伴在身旁，让她们有安全感。准爸爸做好"产前准备"的工作，能帮助准

妈妈更安心地度过这个特殊时期。准爸爸要做的工作，主要有以下几点：

◎ 做好充分的心理准备

如果准爸爸想要陪产，就必须先做好充分的心理准备。不是所有的准爸爸都有进产房的勇气。很多准爸爸在分娩现场，由于心理准备不足，吓得汗珠直冒，浑身发抖，有的甚至不敢睁开眼睛。如果准爸爸过于惊慌失措或者是惊恐的话，就很容易影响准妈妈的分娩状态，起不到陪产应有的作用。

◎ 帮助准妈妈放松心情

待产时，准爸爸应该尽可能留在医院陪陪准妈妈。如有需要，也可以在医院过夜。同时要注意准备好一些日常必需品，包括洗漱用品、干净

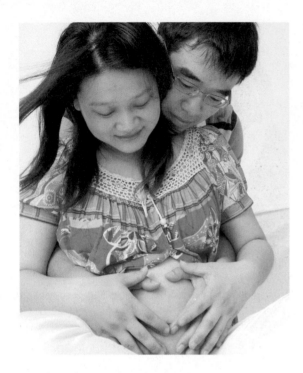

的衣服鞋子、填饱肚子的点心等。陪伴准妈妈的时候，要多和她聊聊天，让她放松心情，乐观地对待分娩。

◎ 包容准妈妈，为准妈妈缓解疼痛

由于疼痛的干扰，准妈妈情绪容易产生波动，甚至会无理指责准爸爸，对准爸爸发火。有些准妈妈可能会因为宫缩的疼痛，将准爸爸的手臂抓得伤痕累累。在这个时候，准爸爸一定要以宽大的胸襟去包容她，并且冷静地根据自己的知识储备，指导她做一些可以减轻疼痛的动作。此外，也可以请教医生和护士，得到一些帮助。

陪产过程中的具体行动

整个产程一共分开口期、娩出期和后产期3个阶段，整个分娩的过程中，准妈妈感受的产痛强度是有所变化的。在每个产程阶段，准爸爸只要用对方法，就可以有效地协助准妈妈舒缓疼痛并给予重要的心理支持。

◎ 开口期

此时准妈妈大部分都还处于待产的状态，准爸爸要做的是：

❶ 随时询问准妈妈是否需要补充水分，最好在水杯中附上一支吸管，让准妈妈可以轻松地摄取水分。

❷ 观察床边的胎音以及阵痛监测器，以了解母体与胎宝宝的状况。

❸ 此阶段准妈妈的阵痛感尚未达到高峰，准爸爸可以准备三餐帮助准妈妈储存足够的体力面对生产。

❹ 陪同准妈妈如厕，减轻准妈妈的困难。

❺ 协助并随时提醒护理人员更换产垫。

❻ 要确保准妈妈的肘、腿、下腰、脖子都有地方支撑，并检查她身体各部分是否完全放松。

❼ 轻按腰部减痛：握拳，以手指背面轻压准妈妈的腰部。

◎ **娩出期**

准爸爸在身边可以分散准妈妈的注意力，协助她正确用力：

❶ 站在准妈妈的左侧，给予支持、鼓励。

❷ 用棉花棒蘸上开水，擦拭在准妈妈的双唇上。

❸ 协助用力，紧握准妈妈的手，让她更容易使劲。还可以随时告诉准妈妈目前的娩出情况。

❹ 照相或录像留念。

◎ **后产期**

后产期胎盘一旦顺利娩出，生产也就结束，等医生处理好会阴的伤口后，准妈妈就会被送进恢复室观察与休养。此时的阵痛感变得较为缓和，准妈妈可稍作休息。准爸爸需要继续努力：

❶ 观察新妈妈产后的状况约 30 分钟，以防产后大出血或其他的意外状况。

❷ 医护人员会让自然产的新妈妈在产后亲自照看宝宝，新爸爸可以在旁边协助新妈妈哺喂母乳。

温 馨 提 示

准爸爸在陪产的时候，不仅要表现得十分镇静，而且注意力都要集中在准妈妈的感受上，及时在感情上支持她，这样准妈妈的分娩过程才会更加成功，并且显得温馨、愉快。

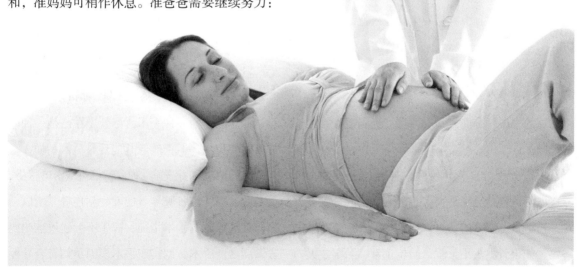

✳ 直击分娩进行时 ✳

了解什么是分娩

妊娠满 28 周以后，胎儿及其附属物由母体娩出的过程，称为分娩。依据分娩发生的妊娠时间不一，可以分为早产、足月产和过期产。

❶ 早产。妊娠在满 28 ~ 36 周终止者，早产出的新生儿称为早产儿，或称未成熟儿。在新生儿的死亡原因中，早产是主要原因之一，所以要尽量避免早产。

❷ 足月产。妊娠满 38 ~ 42 周分娩者为足月产。

❸ 过期产。超过 42 周妊娠分娩者为过期分娩。过期分娩过程中容易发生胎儿窘迫，需要预防。

常见的分娩方式

总的来说，分娩方式有两种：经阴道分娩和剖宫产。

阴道分娩分自然分娩和仪器助产分娩两种方式。阴道自然分娩是大多数产妇采取的分娩方式，占分娩总数的 70% ~ 80%。一个健康的准妈妈，如果骨盆大小正常、胎位正常、胎宝宝大

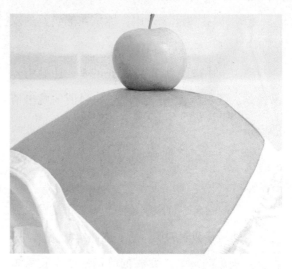

小适中，准妈妈也无各种不适宜分娩的合并症，无医疗上剖宫产的手术指征，医生就会鼓励准妈妈自然分娩。产程中随着宫缩、胎头下降，产妇子宫口开全后用力，胎儿即可娩出。自然分娩后，产妇的体力恢复较快，稍加休息，即可活动自如。

剖宫产作为一种手术，尽管现在已是一种非常成熟的技术，但仍然像其他外科手术一样，会有一定的风险和并发症，如麻醉意外、伤口感染、手术后盆腹腔内各脏器可能发生粘连等。所以，除非有医疗上的手术指征，医生不会建议准妈妈去做剖宫产手术。剖宫产手术多因孕妇有合并症

或胎儿问题，如难产、胎位异常、胎宝宝宫内窘迫、巨大胎宝宝、前置胎盘、重度妊娠高血压综合征、一些妊娠合并症不允许准妈妈自然分娩才采用。也有一部分孕妇怕宫缩痛或产程进展不顺利而行剖宫产的，但不提倡。与阴道分娩相比，剖宫产具有以下一些不利：出血多、卧床时间长、住院时间长、增加住院费用、产妇恢复慢，以及上述的一些外科手术的并发症。

温 馨 提 示

从女性的角度来说，除非不得已采用其他方法生产外，最好选择自然分娩。但是具体选择什么样的分娩方式，孕妈妈及其家属最好听从医生的建议。

四大因素决定你的分娩方式

◎骨盆

骨盆是由骶骨、尾骨和两块髋骨组成的。其中，髋骨又由髂骨、坐骨及耻骨融合而成。骨盆关节，平时一般不能活动，而怀孕后在激素的作用下，骨盆关节则会变得略松动，其实这是在为

分娩做准备。

另外，骨盆在结构上分为上下两个部分，上边的是大骨盆，又称假骨盆；下边的是小骨盆，又称真骨盆，简称骨盆。大骨盆和小骨盆在怀孕分娩的过程中分别起着不同的作用。大骨盆能支持怀孕时日益增大的子宫，但与分娩无关；小骨盆则由其他众骨围成一个"产道"。

一般在分娩前，医生会为准妈妈做个骨盆检查，如果准妈妈骨盆的尺寸和形状均未有异常，那么就可以自然分娩，反之则只能选择剖宫产。

◎胎儿

单胎还是多胎、胎儿的健康状况以及胎儿在子宫内的姿势、体态、位置、体重、头围、胸围等因素，都可能对产程的进展及分娩方式产生影响。

◎子宫的收缩强度

准妈妈子宫的收缩力强弱也是影响分娩方式的一个重要因素。分娩时，子宫开始有规律地收缩，阵痛也会出现。在子宫肌收缩的作用下，胎膜发生破裂，受到压迫的胎儿无法继续待在宫腔内，只好慢慢地向宫颈口移动，宫颈口也会随之开始扩张，并将胎儿向外排出。在胎儿娩出的过程中，如果宫缩力太强，会缩短产程，造成急产，从而导致产道裂伤；如果子宫收缩力不佳，

则会引起产程延长，此时应及时处理，必要时可选择剖宫产。

◎ **心理因素**

分娩是一种自然的生理现象，但对于准妈妈来说，也是一个巨大的心理挑战。对于分娩，准妈妈最怕的就是疼痛、出血过多、难产，这也是导致产前不良情绪的重要因素。临产前，准妈妈的恐惧心理与焦虑情绪，可以通过中枢神经系统抑制子宫收缩，从而造成宫缩无力，导致产程延长。研究结果表明，情绪不稳定的准妈妈难产率高于情绪稳定的准妈妈；情绪不稳定的准妈妈产程也会延长或伴有不规则的宫缩，有的甚至不得不改为剖宫产。因此，心理与情绪因素也会影响分娩方式的选择。

决定顺利分娩的 3 个要素

决定分娩是否顺利，有 3 个要素，即产力、产道和胎儿。

如果这 3 个要素都正常，并能相互适应，配合协调，那么产程会进展顺利，实现顺产，否则会造成难产。

◎ **产力**

产力是指把胎儿及附属物从母体子宫内逼出的力量。包括产妇的子宫收缩力，腹肌和肛提肌的收缩力以及膈肌的收缩力，其中子宫收缩力是主要产力。从临产开始到胎盘娩出，全产程的进展都有赖于正常的子宫收缩力的作用。腹肌和肛提肌收缩力是在宫颈口开全后协助胎儿和胎盘娩出的重要力量。另外一种是屏气使劲，也就是在腹肌、横膈膜收缩作用下，胎儿头部下滑到子宫颈附近，这时需要屏足气使劲。屏气使劲是受自己意志控制的，所以掌握好屏气使劲的技巧，可以促使生产顺利进行。

◎ **产道**

娩出胎儿的通道，包括骨产道和软产道。骨产道是产道的重要部分，是指母体的骨盆。骨盆的大小、形态直接影响到分娩。如果骨盆畸形，虽然胎儿和胎位正常，产力也正常，仍可能因胎儿无法通过骨产道而发生难产。软产道是指产妇的宫颈、阴道及外阴构成的通道，如果宫颈口开全、阴道没有阻力，胎儿就能顺利通过，正常娩出。

◎ **胎儿**

胎儿的大小、有无畸形及胎位是否正常是决定分娩能否顺利进行的另一重要因素。胎儿过大或颅骨发育畸形，常常会发生分娩困难。胎儿发生臀位时，会因胎头娩出时无变形的机会，使胎头娩出困难。发生横位时，足月的胎儿也不能够经阴道分娩。

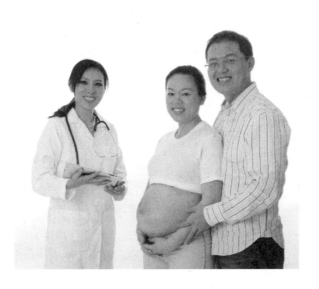

现在，有分娩由四方面因素决定之说，即除以上三个客观因素外，精神因素对分娩的影响越来越被重视，因为产妇的精神状态会影响产力。所以，准确地说影响分娩的因素有产力、产道、胎儿和精神四因素。

自然分娩的优缺点

自然分娩即顺产，是指在助产人员的帮助下，采用新式助产法，产妇顺利生产，且母婴均健康，无并发症（会阴侧切除外）的分娩过程。

◎ 自然分娩的优点

产后恢复快。分娩结束后，当天就可以下床走动。一般 3 ~ 5 天即可出院。

花费较少。

并发症少，可能仅有会阴部位伤口。

腹部在短时间内容易恢复平坦。

产后不适感少，可立即进食，还可哺乳。

对宝宝来说，从产道娩出能锻炼肺的功能，并刺激宝宝的皮肤神经末梢，促进其神经系统发育。

◎ 自然分娩的缺点

产前阵痛比较严重。

造成阴道松弛，产后必须通过运动帮助其恢复。

可能会发生急产，尤其是经产妇及子宫颈松弛者。

在生产过程中，可能会出现突发状况。

如果采取会阴切开术，会伤害会阴组织，甚至会造成感染。

造成骨盆腔子宫膀胱脱垂后遗症。

产后如果子宫收缩不佳会引起出血。

可能引发产后感染或产褥热，尤其是发生早期破水者及产程延长者。

胎儿无法顺利娩出时，需用产钳或真空吸引来协助生产，这会引起胎儿头部肿大。

如果胎儿过大，易造成肩难产，从而导致新生儿锁骨骨折或臂丛神经损伤。

在自然分娩过程中，如果羊水中产生胎便，则可能导致新生儿胎便吸入综合征。

可能会导致胎儿在子宫内发生意外，如脐带绕颈、打结或脱垂等现象。

走出自然分娩的误区

虽然大多数准妈妈知道自然分娩胜于剖宫产，但对自然分娩依然有一些误解，下面就让我们一起来纠正这些错误的认识吧。

误区1：自然分娩太疼了，还是剖宫产好，用了麻醉药既不疼又能保证母子安全。

自然分娩时，只要准妈妈转移注意力，放松心情，就能在一定程度上缓解疼痛。剖宫产虽没有自然分娩那么疼，但却存在一定风险。这是因为，剖宫产要用麻醉药来止痛，痛虽然止住了，但可能引发麻醉意外，另外，剖宫产本身也存在引发术后出血及产后感染等危险的可能。

误区2：自然分娩会改变骨盆结构，因此产后不容易恢复身材。

新妈妈在产后如果母乳喂养，注意合理的饮食，并坚持适当运动，同样能将身材恢复到孕前的状态。自然分娩虽然会让女性的盆围和臀围看上去略宽，不过这也正好符合女性丰满的审美标准。

误区3：自然分娩会使阴道及外阴极度扩张，导致阴道松弛，进而影响性生活。

自然分娩的确会使阴道及外阴扩张，不过产后在保证营养均衡的前提下，通过锻炼骨盆肌肉就可以有效改善阴道松弛现象。随着新妈妈身体的复原，性激素水平得到恢复，性功能自然会随之恢复。

误区4：如果选择自然分娩，当宝宝经产道娩出时，宝宝的头部会受到产道的挤压，从而影响智商。

其实，自然分娩并不会影响孩子的智商。这是因为胎宝宝在经过产道时，颅骨会产生自然重叠以适应产道环境，从而防止脑组织受压；相反，如果采用剖宫产，则会使胎宝宝因为从宫腔直接取出受到气压骤变的影响而可能导致损伤。另外，剖宫产的宝宝胸部未受产道挤压，呼吸道的黏液、水分均滞留在肺部，容易引发宝宝吸入性肺炎、缺氧等危险，而缺氧则可能影响宝宝的大脑发育。

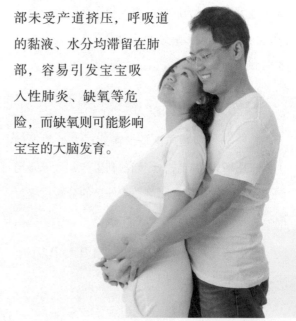

剖宫产的优缺点

◎ 剖宫产的优点

如果自然分娩无法达成，或自然分娩可能危及准妈妈或胎宝宝的健康与生命，这时，剖宫产是唯一的也是最好的选择。

如果在宫缩尚未开始前就已施行剖宫产手术，可免去准妈妈遭受阵痛之苦。

如果准妈妈的腹腔内有合并卵巢肿瘤、浆膜下子宫肌瘤等其他疾病，可一并切除处理。

降低并发病及合并症对母婴的影响。

◎ 剖宫产的缺点

剖宫产手术会对母体造成较大创伤，且可能带来危险。例如，手术时可能造成大出血及损伤腹内其他器官；术后可能发生子宫切口愈合不良，也可能引起泌尿、呼吸、心血管等系统的合并症。

再次妊娠及分娩时，原子宫切口处可能会裂开而导致子宫破裂；如果原切口愈合不良，再次分娩时需要再次剖宫，对子宫造成的创伤较大。

手术时麻醉意外虽然极少发生，但也有可能发生。

术后子宫及身体康复都比自然分娩慢。

如果采用剖宫产，新生儿可能会发生呼吸窘迫综合征或多动症。

温 馨 提 示

必须选择剖宫产的 12 种情况：

骨盆明显狭小或畸形，阻碍产道。

有先兆子宫破裂。

盆腔、阴道、软产道、宫颈出现特殊病变或畸形。

高龄初产准妈妈。

产前出血。

准妈妈患有妊娠高血压综合征（简称妊高征）、心脏病或并发症病情严重。

做过生殖器修补或有产道感染。

胎位不正，如横位、臀位。

胎宝宝过大，体重超过 4 千克；头盆不称。

胎宝宝出现宫内缺氧、脐带脱垂、宫内窘迫、胎心音发生变化。

多胎分娩。

前置胎盘或胎盘早期剥离。

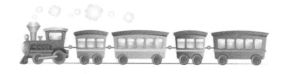

剖宫产术后应注意哪些

剖宫产手术后，不同的时段，护理及注意的重点有所不同。新妈妈在术后不同的时间内，应注意以下事项。

◎产后6小时内

去枕侧卧。手术后，当麻醉药作用消失时，新妈妈会感到伤口疼痛。而平卧位会使子宫收缩引发的疼痛变得更加敏感，因此应采取侧卧位，使身体与床呈20°～30°角；将被子叠好后放在背后支撑，以减轻身体来回移动对切口造成的震动和牵拉痛；去掉枕头，以预防头痛。

配合医护人员的护理。新妈妈在病床上躺好后，护士会将尿管引流袋及输液管妥善固定在合适的位置，在新妈妈臀下垫好卫生巾或成人尿垫；还会定时为新妈妈按摩子宫，并观察子宫收缩和阴道流血情况；有时护士还会在新妈妈腹部放置一个沙袋，以减少腹部伤口渗血，腹部沙袋一般需放置8小时；护士会按规定每隔一段时间为新妈妈测量血压、脉搏和体温，观察小便的颜色、尿量的多少及尿管是不是通畅，查看面色等，并将具体情况记录下来。

恢复知觉后适当活动。3～4个小时后，新妈妈就恢复知觉了，此时可以练习翻身、坐起。

及时哺乳。新妈妈的初乳十分宝贵，一定要及时哺乳。另外，哺乳时，宝宝的吸吮还能促进子宫收缩，减少子宫出血，加速伤口复原。因此，当护士把宝宝抱给你时，新妈妈一定要及时哺乳。

术后6小时内禁食。手术易刺激肠道而抑制肠道功能，使肠蠕动减慢、肠腔内积气，从而造成新妈妈术后有腹胀感。为了减轻肠内胀气，术后6小时内不宜进食。

及时排便。术后，切口处的疼痛致使腹部不敢用力，常导致大小便不能及时排泄，从而造成尿潴留、便秘。为了预防这种现象，术后新妈妈应及时排泄大小便。

◎产后6小时至第1天结束

仍以侧卧为主，可以适当翻身。术后6小时以后，新妈妈最好仍然采用侧卧位，可以枕枕头。但12小时后，新妈妈可以在他人的帮助下改变一下体位，翻翻身，稍微活动一下四肢。

适当采取止痛法。麻醉药药力消失后，新妈妈如果感觉腹部伤口疼痛难忍，可以请医生开些止痛的处方药或者使用镇痛泵来缓解疼痛。

进食有讲究。剖宫产6小时后，新妈妈可以适当进食。但进食时应注意：可以喝萝卜汤等具有排气作用的汤品，以促进肠蠕动，有助于排气，减少腹胀，并为身体补水；避免食用发酵产气多的食物，如黄豆、豆浆、糖类、淀粉类食物，以防加重腹胀；少吃鱼类，因为鱼肉中含一种有机酸物质，会抑制血小板凝集，不利于术后止血及伤口愈合。

注意保暖。术后要注意保暖，防止感冒咳嗽，以免牵拉到伤口，不利于伤口愈合。

注意术后卫生。术后，要勤换卫生巾或成人尿垫，保持清洁。

◎ 产后第 2 天至第 1 周

适当活动。剖宫产 24 小时后，可以拔掉导尿管了，新妈妈可以练习翻身、坐起，并下床慢慢活动。这样能促进胃肠蠕动，有助于排出腹部胀气，还能防止肠粘连及血栓形成而引起其他部位栓塞。

注意饮食营养。新妈妈排气后，可将流质饮食换成容易消化的半流质饮食，食物一定要富有营养，较烂的稀粥、汤面、馄饨等都是不错的选择。之后再根据新妈妈的身体状况逐渐恢复正常的饮食。注意，这个阶段切不可急于喝鸡汤、肉汤等油腻的下奶汤。

保持卫生与清洁。术后，应保持腹部切口及会阴部清洁。另外，术后 5 天左右，伤口部位正处于愈合期，可能会有发痒的感觉，注意这时不要搔抓，更不要用不洁的物品擦洗。

多喝水。为防止便秘，术后的 3 ~ 5 天内，新妈妈要多喝水，最好喝温开水。

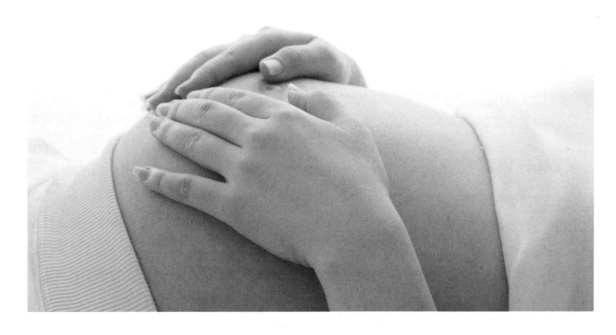

出院后注意观察出血量。术后 5 ~ 6 天伤口就会愈合，这时就可以出院了。但此时仍应注意观察阴道的出血量，一般情况下，剖宫产术后的出血量会比自然分娩多 1 ~ 3 倍，一旦出现不适，一定要及时就医。

◎ 产后第 2 周至 2 个月内

避免负重。此时，虽然新妈妈的伤口已经愈合，但一旦负重，仍然会牵拉伤口，甚至造成伤口撕裂。因此，新妈妈此时不应提举任何比自己的宝宝重的物品。

适当运动。产后 2 个月左右，新妈妈就可以适当运动了，运动量要由小到大逐渐增加，但在运动过程中一定要以舒适为原则。

避免开车。出了月子后，很多新妈妈觉得伤口好得差不多了，就开车上路了。注意，此时最好不要自己开车，因为开车时脚踩刹车、油门及离合器都会牵拉伤口，在遇到紧急情况时，很可能无法迅速做出反应。

了解一下临产的征兆

一般初产妇在临产前 2 周左右，开始感觉上腹部轻松，呼吸舒畅，食量增加，还会出现腰酸腿疼，伴有下坠感、尿频、走路不便等临产先兆。

所谓临产，是指子宫有规律地宫缩并伴有子宫颈的张开。宫缩是子宫张开的主要标志，还有

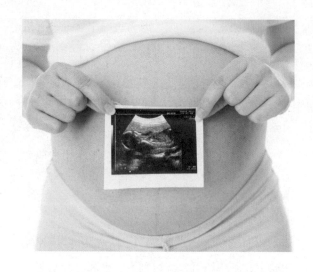

其他一些表现。临床的征兆，可记住三个字：痛、血、水。

"痛"指宫缩，妊娠晚期子宫比较敏感，容易被刺激，有些不规则的收缩。这种宫缩可称为"假阵缩"和"前驱期"。真正临产时，子宫规律性收缩，最初 5 ~ 6 分钟一次，以后间隔时间逐渐缩短，持续时间逐渐延长，宫缩强度逐渐增加。这种有规律的子宫收缩称为阵缩，是分娩开始的标志，通常称为临产。随着子宫的收缩，子宫口逐渐扩张，孕妇有想排大便的感觉。

"血"是指少许阴道流血，俗称"见红"。子宫收缩到一定程度，阴道会出现少量血性黏液，为宫颈稍有扩张的表示。大多数初产妇在见红 24 小时左右就会自然临产。过多的出血是不正常的，要警惕前置胎盘。

"水"指破水，由于子宫强有力的收缩，子宫腔内的压力逐渐增加，子宫口开大，胎头下降，引起胎膜破裂，从孕妇阴道流出羊水。破水通常发生在宫口张开到 6 ～ 7 厘米时，也有早破水的。水应是清亮的，若羊水浑浊，或草绿色，或混有胎粪（暗褐色），则说明胎儿发生宫内窘迫。破水后孕妇不要再起立活动，要平仰躺卧，送往医院。

温 馨 提 示

临产与产兆有本质的区别。产兆包括三个方面，见红、不规律阵痛及胎儿（子宫）下降。三者出现其一，就意味着即将要临产了，宝宝要出生了。而临产是分娩的开始，它的重要标志是有规律且逐渐增强的子宫收缩，特点是：疼痛的间隔时间越来越短、持续的时间越来越长、强度越来越大。

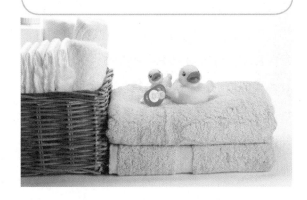

应知道合适入院待产的时机

临近预产期，到医院做产前检查越来越频繁，也越来越盼望腹中胎宝宝早些降生。大多数人在熬过了漫长的十月怀胎之后，都会有类似心情，甚至会有一些人希望早早地住进医院，早一些"有备无患"地迎接宝宝降生。鉴于医疗资源的问题，是否有必要提前住入医院待产呢？究竟什么时候才是住院的合适时机呢？

出现"见红"和"宫缩"两种生理表现，是临近分娩的先兆。有分娩先兆以后，如果住处离医院较远，就应当去医院观察，等待分娩开始。若距离医院较近，可以稍加等待，等到每5分钟一次规律宫缩出现，并且持续 1 ～ 2 小时后再去医院。如果产程进展较快，宫缩变紧，就要抓紧时间去医院。有过急产史者，更应当提前入院待产。

一般说来，提前入院对产妇未必是好事，如果产前检查没有异常情况，不必提前很久就住进医院待产。因为医院的环境会给产妇不良刺激，造成精神压力，加上夜间新生儿的哭闹声使孕妈妈不能休息好，一旦临产，会影响到产程和产力。

有下列情况者，应当立即入院：

胎膜早破：孕妈妈突然感到有液体自阴道大量流出，或阵发性阴道流液，流量时多时少，说明胎膜已破，应当立即送往医院，并且特别注意途中要尽量平卧，以防发生脐带脱垂。

子痫：孕妈妈产前检查时，伴有高血压或妊娠高血压综合征的孕产史者，一旦发生抽搐，应当立即送往医院。

阴道大量出血：妊娠中、晚期如果出现阴道大量出血，较月经量明显增多，应当考虑是否有前置胎盘或胎盘早期剥离。这两种情况均属危症，应当立即送往医院。

胎动减少或消失：如果孕妈妈发现胎动突然明显减少，或胎动完全消失，应当及时去医院。

住入医院以后，很快就要进入待产室等待分娩。

进入待产室以后，医生需要查阅产妇的产前检查记录，了解妊娠期间的情况，然后询问病史。包括妊娠期间的健康情况、月经情况、婚育情况、既往身体健康情况、当前阵发性腹痛情况、阴道流血及流水情况等。还要对临产妇进行全身性查体，包括内科查体和产科查体。

产科查体，要测腹围、宫高，估计胎儿大小，测骨盆大小，观察骨盆形态，查宫口开大的程度，先露的高低，观察宫缩持续时间、强度，并要听胎心音。通过这些检查，医生对产妇能否经阴道分娩会有大体的估计。

自然分娩的三个产程

如果决定采取自然分娩，准妈妈就要详细了解一下关于分娩的整个产程常识了。一般认为，分娩的过程是指从正式临产开始到胎盘娩出为止，分为三个产程。整个产程一般需要历时 8 ~ 12 小时。

◎ 第一产程

第一产程是指从规律宫缩开始到宫口开全的过程，即从宫口未开至宫口开大 10 厘米。第一产程所需的时间最长，也是比较关键的一段时间。初产妇需 11 ~ 12 小时，经产妇需 6 ~ 8 小时。第一产程分为两个时期，即潜伏期和活跃期。在潜伏期内，从规律宫缩开始至宫口开大 2 ~ 3 厘米，宫口扩张缓慢，平均 2 ~ 3 小时开大 1 厘米，整个过程约需 8 小时。在活跃期内，宫口从开大 2 ~ 3 厘米至开全，此期宫口扩张速度明显加快，约需 4 小时。

第一产程的表现：

宫缩变得规律。进入第一产程后，开始时，每次宫缩会持续约 30 秒，间歇 5 ~ 6 分钟。随着产程的推进，每次宫缩持续的时间会越来越长，为 50 ~ 60 秒；间歇期越来越短，为 2 ~ 3 分钟；强度越来越大。在宫口快开全时，每次宫缩的持续时间可达 60 秒甚至更长，间歇期则为

1 ~ 2 分钟。

宫口逐渐开大。随着规律的宫缩，宫口会逐渐开大。在经历了潜伏期后，就进入了产程的活跃期，这时，宫口即将开全，医护人员就要准备接生了。

胎宝宝先露部位下降。随着宫口的扩张，胎宝宝的先露部位会逐渐下降。先露部位在潜伏期下降不明显，在活跃期下降增快。当宫口开全时，胎头颅骨的最低点可降至阴道内，胎头较低的甚至在阴道口就能看见宝宝的头发了。

胎膜破裂。随着宫缩不断增强，羊膜腔内的压力也越来越大，当压力增大到一定程度时，胎膜就会自然破裂，羊水也会随之流出。胎膜破裂后，胎头更加贴紧宫口，会引起反射性的子宫收缩，进而促进分娩。

第一产程的 7 个要点：

在阵痛严重时，准妈妈可听从助产人员的指导，做深呼吸，听听音乐，也可用双手轻揉腰骶部酸痛的部位或小腹部，以帮助缓解疼痛。如果疼痛难以忍受，可以采取一些分娩镇痛措施。

保持良好的心理状态，克服恐惧心理，树立信心。

注意饮食营养，及时补充能量，可少食多餐，摄入高热量、易消化的食物，并注意补充水分，保持充沛的精力和体力。

第一产程要保存体力，尽量避免大喊大叫。

第一产程，可以采取自由体位，要尽量活动。如果感觉比较疲劳，可采用侧卧位和平卧位。

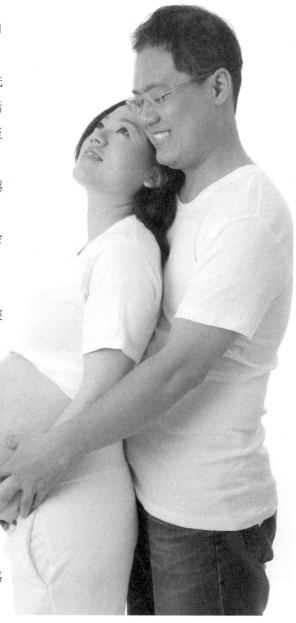

第一产程，由于膀胱充盈会影响胎头下降，因此一定要定时排尿。另外，在胎头下降的过程中，膀胱会受到挤压而变得麻痹，准妈妈就感觉不到小便的刺激，从而导致尿潴留。因此，为了预防产前和产后的尿潴留，准妈妈要定时排小便，不要等到有便意后再排。

在第一产程，医护人员会为准妈妈做多次检查，准妈妈一定要配合。例如，一般每隔约 4 小时护士要为准妈妈测一次血压，若发现血压升高，还要增加测量次数并采取相应措施；连续观察宫缩的持续时间、强度及间歇期等；每 1 ~ 2 小时监测一次胎心变化；为了解宫口开大情况，医护人员还会定时进行肛门检查，必要时医生还会进行阴道检查。

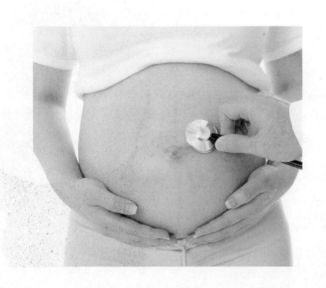

◎ 第二产程

第二产程是指从宫口开全至胎儿娩出的过程，又称胎儿娩出期。在这一产程中，初产妇平均需一个多小时，经产妇所需时间会短一些。第二产程延长容易造成胎儿颅内出血，因此应避免此现象出现，必要时可用产钳和胎头吸引器助产。

第二产程的表现：

宫口开全后，与之前比，宫缩更强，每次宫缩持续 1 分钟或更长，间歇期仅 1 ~ 2 分钟。这时胎头会下降达骨盆出口。随着产程进展，胎头会逐渐在阴道口露出，且露出的部分随着宫缩渐渐增大，当在宫缩间歇期时，胎头又会缩回阴道。当胎头越过骨盆出口且在宫缩间歇也不再回缩时，助产人员会协助娩出胎头，继而是胎肩、胎体依次娩出，羊水随之流出。

第二产程的 5 个要点：

这时，疼痛会进一步加剧。另外，由于胎头已下降压迫了骨盆底组织，准妈妈会反射性地产生排便感，从而不自主地向下屏气做出排便状。

这个阶段，准妈妈要和助产人员配合好，用力要适当，不要乱动臀部，以免造成会阴严重裂伤，影响产后恢复。

进入第二产程后，多数准妈妈都有体力不支的表现。这时，补充体力就显得尤为重要。陪护人员会不断给准妈妈补充水分,喂食巧克力等高能量食品。

在第二产程中,虽然宫缩仍是分娩的主要产力,但准妈妈也要听从医护人员的指导正确运用腹压。正确地运用腹压法:宫口开全后,当宫缩到来时,准妈妈先深吸气,屏住呼吸,再像解大便那样向下用力,以增加腹压。在宫缩间歇时,准妈妈可放松全身,安静地休息。

如果需要,医生还会为准妈妈行会阴侧切术,或者选择产钳助产。

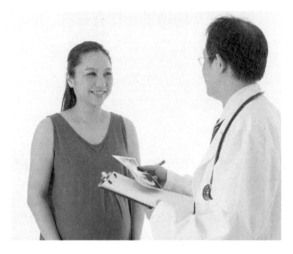

◎ **第三产程**

第三产程是指胎儿娩出至胎盘娩出的过程,一般需 5 ~ 10 分钟。如胎盘剥离超过 30 分钟,那么就有胎盘粘连的可能,需进行人工剥离胎盘,若粘连严重则需采取剖宫术。

第三产程的表现:

当胎儿娩出后,准妈妈会感到一阵轻松,宫缩停止了,子宫底下降到了与脐平齐的位置。几分钟后,宫缩还会再次出现。由于宫腔的缩小,胎盘因与子宫壁发生了错位而剥离,子宫继续收缩,最后致使胎盘完全剥离而排出,胎膜也会随之排出。

第三产程的 3 个要点:

第三产程,要注意子宫收缩情况和严密观察产后出血量,以免出现产后大出血。

新妈妈此时如果感到不适,如心慌、头晕、憋气或肚子特别疼等,一定要及时告知医生,但尽量不要动。

此时,若有会阴裂伤,需要缝合会阴部位,这时准妈妈应尽量放松,双腿张开,配合医生缝合。

温 馨 提 示

分娩流程:产兆→到医院检查→医师说明及判定是否入院→入院→院内散步或返家→换上待产服、腹部装置胎儿监视器→生产→抱宝宝、让宝宝试吸母乳→妈妈送到病房休息、宝宝送到婴儿室→自然产后三天、剖宫产后五天,就可以带着宝宝出院。

第一产程的辅助动作有哪些

当子宫有规律地收缩时，为减轻疼痛，孕妈妈可以做些辅助动作。分娩第一期（即子宫颈开口期）的辅助动作有以下几种：

◎深呼吸法

当子宫开始收缩时，孕妈妈可大口吸气和呼气。做深呼吸时，不要紧张，否则会造成肠胃胀气。呼吸速度宜放慢，随着阵痛的加强逐渐加深呼吸。阵痛间歇时，恢复正常呼吸。深呼吸时可以兴奋大脑皮质，加速体内的血液循环和氧供给，增加全身力量和子宫的收缩力，缩短产程和减少婴儿窒息的机会。

◎按摩法

在宫口开大4厘米以上至宫口开全时，按摩法与深呼吸法结合并用。具体做法是：孕妈妈的两手四指并拢，轻轻按摩下腹部。吸气时从两侧到中央，呼气时从中央到两侧。宫缩间歇时休息。这样做有明显减轻疼痛的效果，与深呼吸法联合应用效果会更好。当感到腰痛时，孕妈妈可以侧卧，由医务人员或家属陪伴人员协助按摩。

◎压迫法

从宫口开大4厘米以上到宫口开全这一时期可以使用压迫法。每次阵痛开始时压迫腰部，特别在极度腰酸时，压迫法有明显的减轻作用。

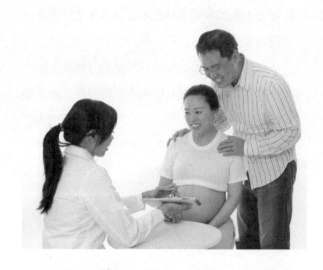

孕妈妈可压迫酸痛点或两侧髂前上棘，还可以压迫腰部两侧或耻骨联合处、腰骶部。压迫法可以结合深呼吸和按摩法同时或交替使用，这样不仅可以减轻孕妈妈的疼痛，还可以增加娩出的力量。

第二产程的辅助动作有哪些

孕妈妈待宫口开全，阴道充分撑开时，会感到有一个很大的东西堵在那里，这就是即将分娩的状态。这时候，孕妈妈一定要按助产人员的要求，像解大便一样施加腹部压力。用劲的窍门是在宫缩发作时使劲，发作过后就放松。用力时深吸一口气憋住，均匀地向下使劲，有时要从小到大，即开始时憋住气，慢慢地向下使劲，然后劲越使越大，直到这口气用完。宫缩发作过后就放松。如果宫缩还在继续，就要再深吸一口气后再继续屏气使劲。用劲时，双腿要屈曲蹬实，双手要抓住床边的把手全身使劲。但是，在胎头娩出的一刹那间，却万万不能用力，因为要防止胎头突然冲出而导致会阴撕裂或严重损伤，以免给产后带来痛苦。

温 馨 提 示

如果孕妈妈出现宫缩乏力或产道异常，有骨盆狭窄、盆腔肿瘤，或胎儿过大、胎位不正等异常情况，需要手术助产时，孕妈妈和家属一定要服从医生的决定，当机立断，以保证母子安全。切不可从主观愿望出发，随意阻拦手术，或犹豫不决、拖延时间。要配合医生选择最恰当的手术，保证母子安全。丈夫在妻子生产时，要陪着她、爱护她、支持她。

分娩时为何要做会阴切开术

会阴切开术主要在于防止会阴造成的分娩阻滞，以及避免自然分娩时所引起的严重会阴损伤。会阴切开术有会阴左侧后－侧切开术及会阴正中切开术两种。

初产孕妈妈的阴道口较狭窄，会阴组织弹性较差，如因胎儿较大、胎位不正而进行产钳、胎头吸引者，即可进行预防性的会阴切开。对早产儿，由于胎儿发育不够成熟，脑血管比较脆弱，如经阴道分娩，稍遇阻力就会引起胎儿颅内血管破裂出血，甚至窒息，故对有存活希望的早产儿应进行孕妈妈会阴切开术。否则，有可能发生会阴撕裂、子宫脱垂，如果波及直肠，孕妈妈还会出现大小便失禁；且对胎儿也不利，会阴部对胎儿压迫过久，有可能造成胎儿缺氧、颅内出血，甚至威胁到胎儿生命。

做会阴切开术时，医生会掌握时机，过早切开易增加孕妈妈出血及感染机会，过迟切开则失去意义。医生手术后要帮助孕妈妈清洗外阴，然后用羊肠线缝合。术后一般 4～5 天即可愈合。

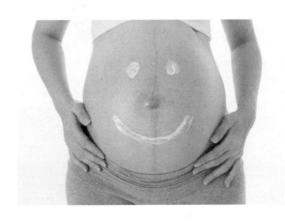

正确对待分娩疼痛

许多准妈妈对产痛的认识多数是通过"过来人"、文学作品、影视作品等途径间接获得的。看着影视作品中生孩子时的歇斯底里，很多准妈妈都会感到害怕。其实分娩本是瓜熟蒂落的事，分娩痛是生理性疼痛，一般人都可以忍受。生产时每个准妈妈都不可避免地要经历一段时间的疼痛。

分娩时由子宫收缩引起的疼痛，将会贯穿整个分娩过程。宫缩痛主要在下腹部，有时也发生在两股内侧或脊柱上面。多数准妈妈感觉到的宫缩痛与月经期痛性痉挛相似，只是更强烈。在胎

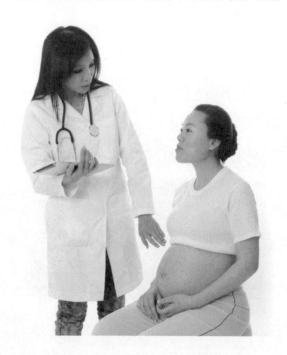

宝宝即将出世时，由于会阴和外阴部的扩展，准妈妈还会感到这些部位有烧灼感和强烈的疼痛。

准妈妈要对分娩的疼痛有充分的思想准备。如果没有充分的思想准备，将痛苦想象得过于夸张，则易被疼痛打倒。

过分的紧张、恐惧、烦躁，会使人对轻微的刺激引起剧烈反应；紧张和不合作，常常会使子宫收缩不协调、乏力、滞产。因为精神紧张会使肌肉紧张度增强，疼痛神经末梢得到的刺激就会多，传出的信号也会增多，产生的疼痛感就强。

准妈妈不妨寻找一个舒适的体位，在放松的状态下进行深呼吸，感受身旁知心、亲近的人的精神鼓励。那么，产妇会忘记疼痛，经历一次"无痛"分娩。

教你缓解产痛的 10 个姿势

❶ 当阵痛不太强烈时，准妈妈可以下床活动一下身体，在医院内散散步能缓和一下紧张的情绪。

❷ 阵痛时，将两腿分开面向椅背跨坐在椅子上，将身体略微前倾，把体重负荷在椅背上，头部放松地搭在椅背上，准爸爸蹲在准妈妈身后不断地用手按压准妈妈的腰部。这样不仅有利于产道的扩张，还能减轻腰部的负担，缓解产痛。但注意不要用有滚轮的椅子，也不要过度用力前

倾，以免摔倒。

❸ 准爸爸坐在椅子上，准妈妈趴伏在准爸爸的大腿上，双手环绕地抱着准爸爸的腰臀部，准爸爸轻柔地上下抚摩准妈妈的腰背部。

❹ 准妈妈在床上俯卧，两手臂贴放在床面上，脸侧贴床面，双膝弯曲跪着并与大腿呈直角；抬高臀部，使胸部与肩部尽量紧贴床面；双腿分开与肩同宽。这个姿势可促进骨盆腔的血液循环，缓解产痛。

❺ 在地板上放几个松软的垫子，准妈妈跪趴在垫子上，准爸爸在一侧用双手不断地抚摩准妈妈的后背，以减轻宫缩引起的腰背疼痛，使准妈妈更舒适。

❻ 准妈妈将双臂伸直，手掌压在墙壁上，将所有体重压在墙壁上。这个姿势有助于促进产程，帮助准妈妈尽快结束分娩的痛苦。

❼ 在宫缩间歇期，准妈妈双腿分开站立，双臂环抱住准爸爸颈部，头部靠在准爸爸的肩头，身体斜靠在准爸爸身上。准爸爸支撑着准妈妈的身体，双手环绕住准妈妈的腰部，并在准妈妈的背部下方轻柔地按摩。

❽ 在宫缩间歇期，准妈妈双腿分开站立，背靠在准爸爸怀里，头部靠在准爸爸肩上，双手托住自己下腹部。准爸爸的双手环绕住准妈妈的腹部，在安抚准妈妈的同时，不断地与准妈妈的身体一起晃动或一起走动。

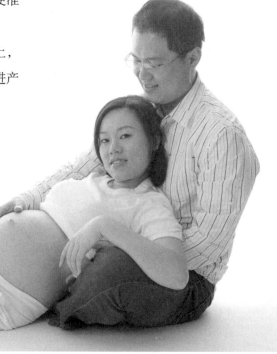

❾ 在进入第二产程时，准妈妈蹲坐在床上，准爸爸站在床旁，准妈妈把自己的双臂搭靠在准爸爸颈肩上。这种由别人支撑体重的趴跪姿势，可以使准妈妈舒服一些，而且还有利于促进骨盆扩张。

❿ 在宫缩间歇期，准妈妈采取直坐的姿势坐在床上，后背贴在有靠垫或枕头的床背上，双膝向上曲起，双手放松地放在膝盖上。这个姿势可以使准妈妈的腹部及腰部得到放松，还能促进胎头向子宫颈下降。

什么是无痛分娩

据统计，对于分娩疼痛，约有 6% 的初产妇感觉轻微疼痛，50% 感觉明显疼痛，44% 感觉疼痛难忍。这就使一些产妇惧怕疼痛选择剖宫产作为分娩方式。因此，人类一直为缓解分娩疼痛而寻找有效而安全的方法。

无痛分娩是自然分娩的一种形式，是指在分娩过程中对产妇施行心理护理或药物麻醉，使产妇感觉不到剧烈的疼痛，婴儿从产道娩出。即使最好的"无痛分娩"也不是完美无缺的，其镇痛有效率只有 90% ~ 97%，而且无痛分娩并非完全无痛，从严格意义上讲应为减痛，即减轻产妇的产痛，使之减轻到产妇能耐受的程度。

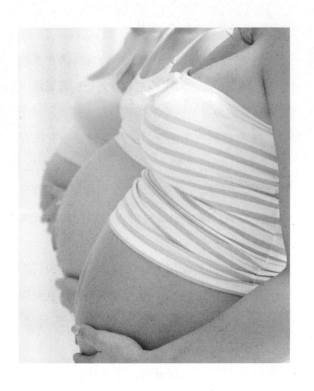

无痛分娩的常用方法

无痛分娩一般采取的方法包括非药物性镇痛和药物性镇痛。

◎ 非药物性镇痛

❶ 在产前产妇及家属已了解妊娠、分娩过程中一些有关知识，使产妇对分娩过程中的疼痛有所了解，对分娩的安全充满信心，解除焦急、恐惧心理，提高对疼痛的忍耐力，促使产生强有力的宫缩，以便顺利分娩。

胎或多胎妊娠、前置胎盘、羊水过多等情况的准妈妈应遵医嘱活动；如果发现胎位异常，应积极矫正。

及早就医

一旦出现早产征兆，就应及早就医，不可延误时机。

如何看待急产

急产通常是指整个产程少于 3 小时的分娩。可能会有准妈妈认为，急产大大缩短了产程，能减少自己痛苦的时间。但事实并非如此，因为急产可能引起准妈妈产道撕裂或造成胎宝宝因缺氧而窘迫。因此，生得太快并不是什么好事，只有遵循正常的分娩过程，让宝宝平平安安地降生，才是最幸福的。

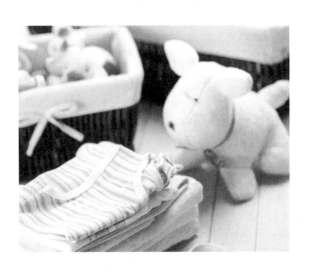

◎ 躲开急产，预防有方

经产妇

经产妇是急产的高发人群，因此，更应积极预防。经产准妈妈在产前诊断中如果发现胎儿体重较轻或有早产的可能，那么最好在产兆或早产征兆发生时，尽快去医院，以便医生对可能的急产及时给予处理。

初产妇

初产准妈妈应充分了解分娩的前兆，如见红、破水、规律宫缩等，一旦出现这些征兆，应尽快入院。

◎ 家中急产怎么办

一旦遇到急产，准妈妈及家人一定要冷静，并按以下方法进行处理。

对妈妈的处理

❶ 急产发生时，家人可尝试一手拿小毛巾压住准妈妈的会阴，另一手挡着胎儿，并稍微向上引导，让胎儿慢慢地挤出阴道口。这样可以避免胎头冲出产道太快，从而防止产道和会阴被严重撕裂。

❷ 分娩后几分钟内，通常会有一股血流出来，然后胎盘自动娩出，同时伴随强烈宫缩。这时，可按摩妈妈腹部，将子宫推到肚脐以下，以免引起大出血。

对宝宝的处理

❶ 刚刚降生的新生儿身体表面会有一层胎脂和羊水，很滑，不容易抱住，因此，娩出时家人要避免使宝宝滑落而碰撞头部。

❷ 家中急产，断脐也是关键，最简单的方法是将脐带对折，然后用消过毒的橡皮筋或绳子绑紧，以阻断血流。再用消毒过的剪刀剪断脐带，并用酒精消毒断端。

❸ 将新生儿脸上的血清除干净后，抓住新生儿的双脚倒提过来，轻拍脚底或按摩背脊，以帮助宝宝排出口鼻内的羊水，让宝宝哭出声音，以保持呼吸顺畅。

❹ 宝宝一旦离开母体，就会感受到温度急剧下降的变化。为了防止宝宝着凉，应在清洁后尽快用大毛巾包裹宝宝。

温 馨 提 示

　　急产对宝宝可造成子宫胎盘血流减少，出生宝宝缺血缺氧，甚至死亡；如来不及消毒，则可增加母亲和宝宝感染机会；另外，宝宝出生快，胎头的压力突然减小，会引发颅内出血；更有甚者，娩出过急，来不及接生，使新生儿坠于地上，发生骨折和外伤。

预防滞产

如果因为某种原因使产程延长，超过 24 小时，则称为滞产。

造成滞产的直接原因是子宫收缩乏力，但造成子宫收缩乏力的原因有胎头与骨盆不相称（头盆不称）、胎位异常、子宫发育畸形（双角子宫）、子宫肌瘤、精神紧张、疲劳、进食不足、用药不当等。

滞产则往往存在子宫收缩不力或头盆不称，对母亲会引起产妇衰竭、子宫脱垂、生殖系统瘘、子宫破裂、产后出血等；对宝宝可引起宫内窘迫、新生儿窒息、新生儿颅内出血、缺血缺氧性脑病，甚至引起新生儿死亡，同时因产程长也增加了母婴感染的概率，如果处理不及时将牵涉到母婴两条性命的安全。预防滞产要做好产前宣传教育工作，使孕妇了解怀孕、生孩子是妇女的生理过程，了解产程的实际过程及自我感觉，以及如何对待的具体措施，从而使孕妇对分娩有信心，打消顾虑，主动参与分娩。

在进入产程后，医护人员要严密观察，关心产妇的情绪及吃、喝、拉、睡等。产程中注意宫缩、胎位与骨盆关系的动态变化，及时发现并加以处理，必要时改变分娩方式，滞产是可以避免的。

脐带绕颈分娩中的注意事项

脐带是胎宝宝在准妈妈肚子里的唯一的生命线，如果它发生问题将直接危及宝宝的安全。脐带绕颈是脐带异常的一种，属高危妊娠，是产科常见的并发症。绝大部分脐带绕颈在妊娠期不会对胎儿产生较大危害，所以没有必要过于担心，准妈妈只要注意监测胎动和按时进行产前检查就可以了。如果胎动突然特别频繁或胎动明显减少（12 小时胎动少于 15 次，或较以往减少 50%），甚至不动，要及时到医院就诊。

多数准妈妈都对脐带绕颈有恐惧感，担心宝宝有危险。有胎儿脐带绕颈的产妇，分娩时可能会引起胎头衔接困难、下降缓慢、胎儿缺氧等情况，但只要在分娩时加强监护，及时发现异常，及时正确处理，不会造成不良后果。

那么，有脐带绕颈的产妇分娩中要注意些什么呢？

脐带绕颈的发生占分娩总数的 20% 左右，对分娩的影响主要有两方面：其一，引起胎先露下降受阻，由于脐带缠绕使脐带相对变短，影响胎先露部入盆，并可使产程延长或停滞。其二，引起胎儿宫内缺氧，当脐带缠绕周数过多、过紧时或宫缩时，脐带受到牵拉，可使胎儿血循环受阻，导致胎儿宫内缺氧。

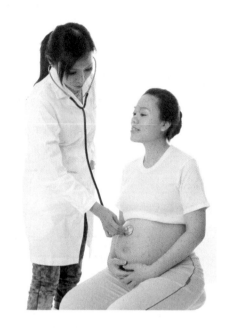

所以，脐带绕颈分娩时应注意：绕颈 3 周以上最好行剖宫产；严密观察产程，如进展缓慢或停滞应果断决策；密切监测胎心率，一旦发生胎儿窘迫应立即终止分娩，行阴道助产或剖宫产。

双胎妊娠的分娩方式

双胎妊娠属高危妊娠类型之一，与单胎妊娠相比，它的妊娠并发症发生早、发生率高、分娩过程较为复杂，这些使双胎妊娠面临更大的挑战。

◎ 双胎与单胎分娩主要的不同

❶ 双胎由于子宫过度膨大，临产后容易发生宫缩乏力，常使产程延长。

❷ 双胎胎儿较小，常伴有胎位异常，故破膜后易发生脐带脱垂。第一胎儿娩出后，由于宫腔容积仍大，第二胎儿活动加大，容易转成横位。第一胎儿娩出后，由于子宫骤然缩小，可能发生胎盘剥离，直接威胁第二胎儿的生命。

❸ 由于子宫过度增大，常易发生早产、胎儿体重较轻，约有半数新生儿体重在 2 500 克以下，新生儿死亡率也较高。

❹ 由于子宫收缩，常发生产后出血。另常有贫血，分娩时阴道操作也较多，易发生产褥感染。

双胎妊娠属高危妊娠，双胎分娩时应注意监护与处理。双胎妊娠大多可经阴道分娩，应严密观察产程和胎心变化，做好输液、输血、抢救新生儿的准备。

◎ 产程中的注意事项

❶ 第一产程要注意子宫收缩情况，如发现宫缩乏力或产程延长，要给予催产素加强宫缩，必要时行剖宫产。

❷ 第二产程要注意第一胎儿娩出后，胎盘侧脐带必须立即夹紧，以防第二胎儿失血。助手应在腹部固定第二胎儿为纵产式，并密切观察胎心、宫缩及阴道流血情况，及时进行阴道检查了解胎位及排除脐带脱垂，及早发现胎盘早剥。

❸ 第三产程注意预防产后出血，须及早使用宫缩剂，第二胎儿娩出后，腹部放置沙袋，防止腹压下降引起休克。另外，检查胎盘、胎膜是否完整，并判定是单卵双胎还是双卵双胎。

◎ 需剖宫产的情况

❶ 第一胎儿为肩先露、臀先露。

❷ 宫缩乏力致产程延长，经保守治疗效果不佳。

❸ 胎儿窘迫，短时间内不能经阴道结束分娩。

❹ 联体双胎孕周 >26 周。

❺ 严重妊娠并发症需尽快终止妊娠，如重度子痫前期、胎盘早剥等。

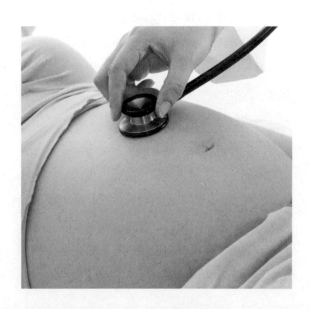

宫缩乏力的应对方法

宫缩是自然分娩的必备条件。临产时，如果准妈妈出现宫缩乏力，那就有点麻烦了。不过，好在发生宫缩乏力时并非无计可施。如果准妈妈担心自己临产时宫缩乏力，就看看下面的内容，做好应对宫缩乏力的准备吧！

◎什么是宫缩乏力

正常情况下，随着产程的进展，宫缩会逐渐增强，而且收缩时间越来越长，间隔时间越来越短，但有时，一些准妈妈的宫缩并不随着产程的进展而增强，最终导致产程延长，这种情况即宫缩乏力。

◎引起宫缩乏力的原因

精神方面的因素。尤其初次生产的准妈妈，对分娩过于恐惧、紧张，扰乱了中枢神经系统的正常功能，从而导致宫缩乏力。

多胎分娩、羊水过多、巨大儿等情况，都会将子宫撑大，导致子宫弹性变差，因此自然无法正常宫缩。

子宫畸形，引起不协调宫缩。

胎位不正、头盆不称、胎先露不能紧贴子宫颈部，这些情况均不能引起有效的反射性宫缩。

膀胱、直肠充盈，也会影响子宫收缩。

孕晚期，准妈妈内分泌出现异常，会影响子宫肌肉的兴奋性，从而导致宫缩乏力。

在分娩过程中，如果过早、过量使用镇静剂，就可能引起子宫收缩乏力。

准妈妈进食少、休息不好、护理不当，也会影响宫缩。

◎宫缩乏力应对有方

心理因素是决定自然分娩成功与否的关键。凡是准备自然分娩的准妈妈，一定要树立克服困难的信心，听从医护人员的指导，解除心理压力，正确看待分娩，避免不必要的恐惧与紧张心理，从而使宫缩协调，加快产程。

分娩前，准妈妈要适当进食，必要时可通过静脉补充营养。

避免过多使用镇静药物，注意检查是否存在头盆不称等情况。

在分娩过程中，应及时排便，防止直肠和膀胱充盈，必要时可用温肥皂水灌肠及导尿。

如果宫缩乏力是由准妈妈身体疲惫导致的，那么，可适当用药，并注意休息，吃点东西恢复体力。

当宫口全开时，宫缩逐渐减弱，可以适当使用催产素，使宫缩加强。

出现产程延长该怎么办

产程延长是准妈妈的分娩噩梦，不但会增加准妈妈痛苦的时间，还会增加感染、产后出血、肾衰、贫血、心衰、子宫破裂甚至死亡的概率。每个准妈妈都想避而远之。可是，当噩梦真的降临时，准妈妈又该如何应对呢？

◎ **走近产程延长**

由于每个人的分娩进度不同，因此产程稍有拖延并不一定就是异常，但如果超过平均时间过多胎儿仍未娩出，也就是说强烈的宫缩也不能达到预期的临盆状态，那么就是产程延长了。在分娩过程中，医生会仔细监控每个分娩阶段的时间，一旦发现准妈妈所用的时间超过了一般正常水平，就会迅速地采取相应措施，如借助产钳生产或者改行剖宫产。

◎ **哪些因素会导致产程延长**

宫缩乏力、腹肌及膈肌收缩力较差、肛提肌收缩力也不佳等。

胎位不正、头盆不称，造成胎头进入骨盆腔的方向异常，使胎头无法下降。

宫颈水肿或太过坚韧，使宫口无法完全张开，或脐带缠绕，妨碍分娩。

◎ **产程延长怎么处理**

产程延长出现的时间不同，处理方法也有所区别。一般，医生会根据不同的情况采取不同的处理方案。

如果是第一产程的潜伏期延长，除头盆不称的情况外，一般会采用人工破膜、注射缩宫素的方式来加速产程。

如果是第一产程的活跃期延长，一般会观察是否为异常胎位、头盆不称、胎儿窘迫等情况。如果属于这些情况，会立即进行剖宫产。

如果在其他阶段出现产程延长，一般会根据具体情况决定是坚持顺产还是立即转剖宫产。

温 馨 提 示

以下这些准妈妈是产程延长的高发人群，分娩时要格外警惕：

高龄准妈妈。

有骨盆外伤、脊髓灰质炎后遗症、佝偻病等骨骼异常的准妈妈。

阴道、宫颈及子宫发育异常的准妈妈。

患有盆腔肿瘤的准妈妈。

孕期睡眠时间过少的准妈妈。

在非正规医院分娩的准妈妈。

过期妊娠的处理方法

漫长的孕期就要结束了，可是准妈妈等了一天又一天，预产期都过去两周了，宝宝还没有要出来的动静，这让准妈妈又担心又着急。遇到这种情况，准妈妈首先要保持冷静，然后尽快到医院检查。

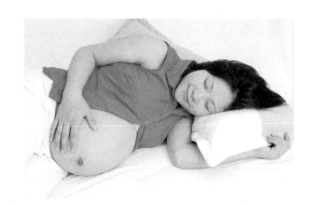

◎ 超过预产期分娩 ≠ 过期妊娠

预产期是从月经第一天向后计算 280 天，但由于排卵日期有可能提前或延后，再加上胎儿的成熟及分娩又存在一定的个体差异，因此，实际上真正在预产期那天分娩的人很少，大多数准妈妈都会在预产期前 3 周内或后两周内临产。因此，在妊娠 37 ~ 42 周之间分娩都属于足月生产，即使超过预产期分娩，也不算过期妊娠。

真正的过期妊娠是指月经周期正常的准妈妈，如果预产期超过两周以上，孕期大于或等于 42 周而仍未能临产的情况。

◎ 过期妊娠的危害

过期妊娠意味着胎盘已经老化，胎盘的物质交换和传输能力也已经下降，会直接影响对胎儿的供氧和营养物质输送，从而致使胎儿处于慢性缺氧和营养不良的状态。

过期妊娠时，胎儿的颅骨变硬，顶骨隆突凸起，囟门变小，因此，在临产时胎头适应产道的

变形能力也减弱了，这样就导致准妈妈的并发症明显增多，甚至引发难产。

◎ 过期妊娠怎么办

在接近预产期时，准妈妈应到医院进行产前检查。如果超过预产期仍未出现宫缩，应到医院做进一步的 B 超检查，以了解胎盘的钙化程度、羊水的多少及胎儿的状况。如果胎盘钙化在 3 级以上，则为胎儿过熟，提示过期妊娠，应引起注意，并按医生的建议采取应对措施。

超过预产期越久就越可能会增加围产期并发症，因此，一般过了预产期 1 周左右，医生就会建议准妈妈住院，定期密切监测胎儿的健康状况。如果超过预产期 10 天仍未分娩，则应住院引产。

如果确诊为过期妊娠，在胎儿较大、胎儿颅骨较硬、羊水较少的情况下，尤其是患有妊娠并发症或是高龄的准妈妈，医生可能会建议通过剖宫产的方式来终止妊娠。

了解几种胎位不正的分娩

妊娠 28 周以后，胎儿的位置和姿势比较固定，胎儿在宫腔内的姿势是决定分娩能否顺利的因素之一。通常因为胎头较重，朝下接近子宫颈的位置，而脚部向上在活动空间较大的子宫底部，这种头下脚上的姿势是正常"头先露"的胎位。其他如先露部是胎儿的屁股的臀位、是肩膀或手的横位以及颜面位和额位，都属于胎位不正。

◎ 臀位

臀位就是以胎儿臀部为先露部，最先进入骨盆入口，胎儿的头朝上在子宫底部。臀位是较常见的异常胎位，占分娩总数的 3% ~ 4%。

胎儿的臀位虽然也有可能经阴道自然分娩，但由于先露部分不规则，不易与子宫下段紧贴，妨碍子宫反射性收缩，会发生子宫收缩乏力，宫口扩张缓慢，使产程延长、产后出血的风险增加。臀部比头部小而软，胎儿身体最大最硬的头部在娩出前失去变形的机会，容易发生胎头娩出困难。

引起臀位的主要原因是胎儿过小或者相对胎儿过小，如妊娠不足 28 周，胎儿小，羊水相对过多；经产妇腹壁松弛，使胎儿在子宫内有较大的活动空间。其次是胎儿在宫腔内活动受限，如双胎、羊水过少、子宫畸形、胎儿畸形等。再次是胎头衔接受阻，如前置胎盘、骨盆入口狭窄或者肿瘤阻塞盆腔影响胎头入盆。

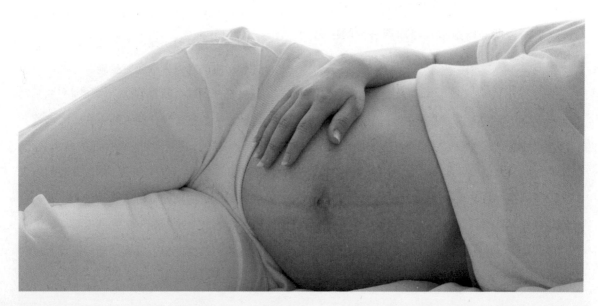

在怀孕中期，检查发现为臀位者，医生会教孕妈妈通过胸膝卧位势来纠正。孕 32 周以后检查为臀位时，医生会通过外倒转术纠正，一般能使 2/3 的臀位纠正过来。臀位足先露者，初产者宜选择剖宫产较安全。

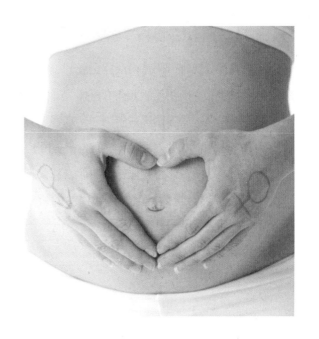

◎ 横位

横位即胎体的纵轴与母体的纵轴垂直，即胎体横卧于骨盆入口上；先露部为胎儿肩，所以也叫肩先露。横位是对母儿最不利的胎位。一旦出现横位，不及时处理容易造成子宫破裂，危及母婴的生命。

妊娠后期发现胎横位应及时纠正。比如可采用胸膝卧位，艾灸至阴穴。这种胎位如在临产前不能纠正，则给母子带来极大威胁，诊断横位应提前住院决定分娩方式。否则，到临产时，虽然可以处理，但往往增加了母子并发症，如胎儿窒息、损伤，甚至死亡。母体则容易感染、产道损伤，甚至严重的子宫破裂。因此，必须高度重视，做好妇幼保健工作，加强围产期管理，定期产前检查，发现胎位不正及时纠正，以减少横位发生率。

自然生产时，一般要慎防产前脐带脱垂的情况。接近预产期时，一旦有阵痛，就应当立即到医院检查，横位的情形是不可能自然生产的，一定要剖宫产才安全。

◎ 颜面位和额位

生产过程会较长，因此，产道受伤、难产和胎儿窘迫的危险性也较大。大多是在生产前宫口开了 2～3 厘米时内诊才被察觉，胎儿头部向上仰起，枕骨靠近背部，对经产妇而言，即使是颜面位，只要产程进展顺利，也可能自然生产，但如果产程拖得过久，就要进行剖宫产。额位也是在生产前，宫口开了 2～3 厘米时内诊才被察觉，头部向上仰起，枕骨前端的额部成了先露部。额位一定要转成颜面位或头位才能自然生产，如果宫颈口开全 1 小时仍持续停留在额位姿势没有改变，医生会立即决定进行剖宫产。

怎样避免会阴裂伤

准妈妈在分娩时，阴道内层完全展开，中间肌肉层充分扩张，以便于胎儿离开宫体，通过阴道，降临人世间。尽管阴道的解剖和生理特点有利于胎儿顺利娩出，但实际上，当直径约10厘米的胎儿头娩出时，如果不保护会阴部，那么肯定会有很多孕妈妈的会阴产生不同程度的撕裂伤，并在产后遗留不同程度的后遗症。

会阴裂伤是指在分娩过程中造成的会阴部皮肤黏膜、肌肉等的损伤。

会阴裂伤按照其程度分为三种情况：

❶ Ⅰ度裂伤：会阴皮肤、皮下组织及阴道黏膜的裂伤。

❷ Ⅱ度裂伤：会阴皮肤、阴道黏膜、盆底肌肉及筋膜有裂伤，但未达肛门括约肌。

❸ Ⅲ度裂伤：除会阴皮肤、肌层裂伤外，肛门括约肌部分或完全断裂，甚至伤及直肠。

会阴Ⅲ度裂伤因修补较困难，愈合不好，能引起严重的并发症，如大便失禁，甚至需要二次手术，所以助产者在助产过程中如遇到胎儿过大，娩出过快，会阴过紧估计在胎儿娩出过程中会发生会阴严重撕裂伤者，应行会阴切开术，以杜绝会阴Ⅲ度裂伤的发生，以免留下终身遗憾。

发生会阴裂伤后，不论程度轻重，均应立即修补、缝合。缝合时，一定要将创缘对合整齐，内边以处女膜为标志，由内向外，逐层缝合，组织间不留空隙。缝合时必须注意无菌操作及止血，避免发生血肿及感染。

◎预防措施

❶ 注意饮食：怀孕期间要注意饮食、控制体重避免胎儿过大而引起分娩时会阴裂伤。

❷ 保持适度运动：孕妈妈可有意识地锻炼骨盆底肌肉，骨盆底肌肉的锻炼能够增加准妈妈阴道肌肉的弹性，缩短分娩时第二产程的时间。

❸ 按摩阴部：从孕34周以后，孕妇就可做会阴部按摩，沐浴之后以半躺姿势，将拇指伸入阴道口，食指及中指放在会阴部外面，轻轻的按压会阴部的组织，每天按摩15~20分钟，可以增加会阴组织的柔软度，减少严重的撕裂伤。

❹ 避免多胎多产：多产会不可避免地引起骨盆底肌肉的松弛和撕裂。

❺ 会阴切开术。当产妇在分娩时，出现会阴绷紧，先露部长久停留在会阴部的情况，医生为了避免黏膜下肌肉撕裂或压迫坏死，会进行会阴切开术，以免出现裂伤。

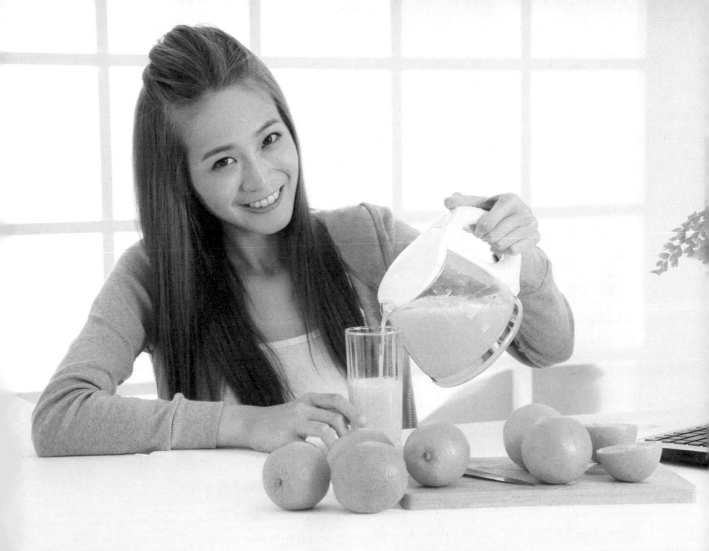

第 2 章

科学生活，
坐好月子健康一生

✳ 新老月子观念大PK ✳

到底该不该坐月子

中国妈妈历来有产后坐月子的习惯，而且坐月子期间规矩也很多。对于新时代的女性来说，坐月子实在是有些束缚。那么，月子到底该不该坐？传统坐月子的方式是否还适合新时代的妈妈们呢？要想知道答案，我们还是先了解一些关于坐月子的知识吧。

◎月子到底指哪段时间

很多人认为月子就是指产后1个月的时间。事实上，这种说法并不准确。月子是民间的俗称，在医学上，月子叫做产褥期，即新妈妈从分娩结束至身体逐渐恢复到孕前状态的这段时间，一般需要8周。

◎月子该不该坐，中医西医这样说

传统中医的月子观

中医认为，在分娩过程中，产妇体内的气血消耗较大，大多数新妈妈产后处于气血两亏的状态，一般需8周的时间才能基本恢复到孕前的生理状态，这段时间就是月子期间，这段时间的调养非常重要，关系到新妈妈未来的身体健康状

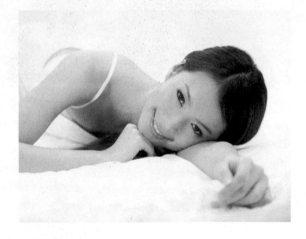

况，因此，产后应重视坐月子。

现代医学的月子观

现代医学认为，妊娠、分娩对女性身体的影响较大，因此，产后的新妈妈身体往往都发生了巨大的变化。

妊娠期间，随着胎儿不断成长，胎儿会顶到准妈妈的膈肌，并使准妈妈的心脏发生移位，给心脏造成负担；鼻、咽、气管黏膜可能会充血水肿，肺脏负担也加重了；另外，肾脏负担也会加重，内分泌系统、关节等都会发生相应的改变。月子里的精心调养就能使这些器官的功能复原。

在分娩过程中，待产准妈妈往往要遭受严重的产痛，消耗大量的体力与精力，从而导致准妈妈身体虚弱，抵抗力也会下降，需要月子里的休养才能复原。另外，宝宝娩出后，新妈妈的子宫颈和会阴部位会变得充血、水肿、松软，子宫内膜表面也会出现创口和剥落。对于自然分娩的新妈妈来说，会阴部位的复原需要十几天，子宫复原需要约 42 天，而子宫内膜的完全复原则需要约 56 天。因此，月子是新妈妈身心调养、复原的重要阶段。

温 馨 提 示

　　产褥期是内分泌各腺体功能及体型、腹壁等均逐渐复原的时期，产妇在这段时期要注意合理饮食及锻炼，以保证身体健康和体型的恢复。

月子期间要紧闭门窗

◎传统错误观念

　　传统观点认为，坐月子期间不能受风受凉。因此，在坐月子时，家人就把屋子封得严严实实的，不但门窗紧闭，连窗帘都要拉上。另外，不论什么季节，长衣、长裤、帽子、围巾一样都不能少，就连炎热的夏季都不例外。之所以会这样做，主要原因还是老人们年轻时的经验和习惯。月子里防风防寒没错，但人们生活的环境也已经发生了很大变化，如今新妈妈坐月子的房间里密封性很好，也比较暖和，无论什么气候，只要避免被风直接吹就不会出现受风受凉造成的月子病。如果此时还像老一辈那样"捂月子"，则对新妈妈和宝宝都不利。

◎现代正确做法

　　保持室内空气流通。污浊的空气对新妈妈和刚出生不久的宝宝的健康都是有害的。分娩后新妈妈的身体虚弱，需要呼吸新鲜的空气；宝宝出生后生长发育很快，不仅需要充足的营养，也需要良好的环境，因此，应保证宝宝在空气新鲜、通风良好、卫生清洁的环境中生长。

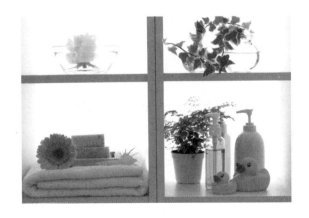

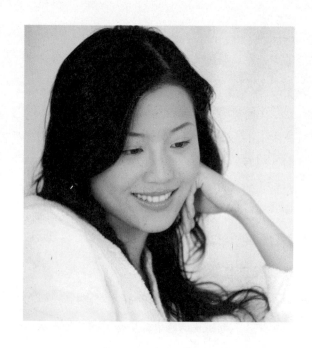

谢。如果整日不见阳光，就会阻碍新妈妈的恢复以及宝宝的发育，宝宝长期晒不到太阳，还容易患佝偻病。新妈妈坐月子期间，可以在窗户紧闭的情况下，多穿些衣服到窗前晒晒太阳。等到出了月子就可以到户外享受"日光浴"了。

月子期间要完全卧床

◎传统错误观念

新妈妈在经历了辛苦的分娩后，身体比较虚弱，机体功能暂时失调，通过充分的休息才能尽快恢复元气。传统观念认为，月子里的新妈妈必须卧床休息，并要在床上躺 1 个月才能出房门，吃喝拉撒全在床上解决，不离床、不下地。产后卧床休息的确很重要，但这并不等于就完全不下床。

◎现代正确做法

事实上，无论是自然分娩还是剖宫产，新妈妈在产后都应尽快下床活动，以防下肢血液循环不畅，从而导致下肢静脉血栓。另外，月子期间长期不下床活动，还可能导致下肢肌肉产生废用性萎缩，给今后正常生活带来很多麻烦。正确的做法是：

自然分娩的妈妈，可于产后 6～8 小时坐起来，12 小时后可自己到厕所排便，第二天便可

夏季每天至少通风 1 小时。夏季，门窗紧闭，必然会造成室内潮湿，并产生大量细菌，对人体十分有害。新妈妈和宝宝身体虚弱、娇嫩、抵抗力差，容易因病菌侵入而生病，因此，应保持空气流通。通风时，新妈妈和宝宝可以暂时去其他房间，这样能避免对流风直吹身体。

注意保暖，但不要捂得太厚。坐月子时可以比平常多穿一点，但没必要捂得太多太严，尤其是夏季，更不要穿太多，以免影响汗液蒸发，不利于体内散热，从而造成产后中暑。

适当晒太阳。无论新妈妈还是宝宝，都需要经常晒太阳。这是因为阳光能促进身体的新陈代

随意活动及行走；会阴侧切的新妈妈可以稍晚一些下床活动。自然分娩的新妈妈尽早下床活动，可促进身心恢复，并有利于子宫的复旧及恶露的排出，降低感染概率，有助于早日康复；另外，还可减少产褥期感染，促进膀胱排尿功能恢复，减少泌尿系统的感染，促进肠蠕动，增强胃肠功能，增进食欲，预防便秘。

剖宫产的新妈妈术后平卧 8 小时后，可以翻翻身，采取侧卧，术后 24 小时可以坐起，48 小时后可以在床边活动，并开始哺乳。至于下床活动的时间，要根据新妈妈的身体情况而定。体质较差或经历难产手术后的新妈妈不可勉强过早下床活动。剖宫产术后早期下床活动，可减少肠粘连的发生，但注意开始时的活动时间不宜过长，应避免过度疲劳，之后再逐渐增加活动量。

温 馨 提 示

产后提倡早期下床活动，是指轻微的床边活动，并不是指进行体力活动，当然更不是过早地从事体力劳动。这是因为过早的体力活动或劳动易导致阴道壁膨出或子宫脱垂等不良后果，月子里新妈妈必须规避。

月子期间不能梳洗

◎ **传统错误观念**

传统观念认为，新妈妈月子里不能梳头，否则头发会大量脱落；也不能洗头、洗澡，以免因受风而引起头痛、生病。这种说法过于绝对，但也不是完全没有科学道理。

◎ **现代正确做法**

妊娠期间，准妈妈体内的激素水平发生了变化，头发的正常生长周期也延长了，不易脱落，因此，头发会显得比孕前多；而分娩后，由于激素水平激素下降，头发的生长周期又缩短了，因此会有较多的头发脱落。这是正常现象，并不是因为梳头导致的。所以，月子里是可以梳头的。经常梳理头发，能促进头皮血液循环，使头发长得更好、不易脱发。

在产后 1 ~ 2 天内，由于新妈妈体力消耗较大，身体亏虚，易受寒凉，再加上排出的恶露量较多、会阴部损伤，因此不能马上洗澡。产后第 3 ~ 4 天，新妈妈的皮肤被汗水浸湿，全身发黏，阴道分泌物较多，容易引起细菌繁殖，从而致病，此时自然分娩的新妈妈可以用温水擦洗或淋浴，但要保证浴室温度；还可用温开水或高锰酸钾洗液冲洗会阴部，以清除残留在外阴皱褶里的恶露、尿液等；产后乳腺分泌旺盛，新妈妈的乳头周围会有乳汁流溢，适时用温水洗澡擦身，可在一定程度上防止乳腺炎。

产后，除身体及四肢外，头部的清洁也不容忽视。头部出汗后，若不及时清洗，新妈妈自己会感到有汗味、头发发黏，还容易造成头皮感染。但月子里的前几天不宜洗头，最好过一段时间再开始洗头，一般隔五六天洗一次即可。洗头时注意要用温热水，不能吹风，清洗干净后，及时把头发擦干，梳理整齐。

月子期间不能刷牙

◎传统错误观念

传统观点认为，坐月子期间不能刷牙，否则会造成牙齿酸痛、松动，甚至脱落。其实，这种说法毫无科学道理。

◎月子里不刷牙危害大

新妈妈在月子里每天要进食大量的高糖、高蛋白食物，这些食物大多比较细软，食物残渣容易进入齿缝积存在牙齿的周围，从而为牙菌斑的形成提供条件。如果不刷牙，这些食物的残渣在细菌的作用下就会发酵、产酸、侵蚀牙齿，导致牙齿脱钙，引起牙周炎、牙龈炎、龋齿等疾病。另外，长期不刷牙，还容易造成口臭、口腔溃疡等。

◎现代正确做法

新妈妈在月子里一定要天天刷牙。只要体力允许，从产后第2天开始就应该刷牙，最好不超过3天。每天早晨、睡前各刷一次，如果有吃夜宵的习惯，吃完夜宵后再刷一次，饭后应及时漱口。

新妈妈身体较虚弱，正处于调整中，对寒凉刺激较敏感。因此，刷牙时要用温开水，如使用牙刷最好在刷牙前先将牙刷用温开水泡软，以防刺激牙齿、齿龈。

新妈妈产后如有牙齿松动的现象，一定要用优质的软毛牙刷刷牙。

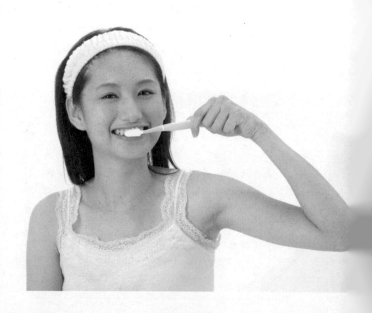

除了使用牙刷外，还有一种方法是从产后第3天开始采用指漱的方法清洁牙齿，即先将食指洗净，再将纱布缠在食指上，把牙膏挤于食指的纱布上，再将食指放在牙齿上来回、上下擦拭，最后用手指按压齿龈几次。这样做可活血通络、坚固牙齿，防止牙齿松动。

从孕期开始一直到产后都应注意对钙的摄取，避免使牙齿受到损害。

关于产后喝产奶汤的问题

◎ 传统错误观念

传统观点认为，产后新妈妈奶水较少，为了让宝宝早点吃上奶，新妈妈要多喝营养汤，以便尽快下奶。事实上，刚刚完成分娩的新妈妈催奶应慎重，并不适合马上进补猪蹄汤、鸡汤等营养汤。

◎ 现代正确做法

分娩后，要想顺利下奶，必须让乳腺管全部畅通。用手指指腹按压乳房，如无硬块则表明乳腺管畅通。如果在乳腺管没有全部畅通时，就开始进补各种催奶营养汤，而此时宝宝吃得较少，那么分泌出的多余乳汁就会堵在乳腺管内，严重者甚至会引起发热、急性乳腺炎等。因此，在产后的最初一段时间，必须先通过新生儿吸吮

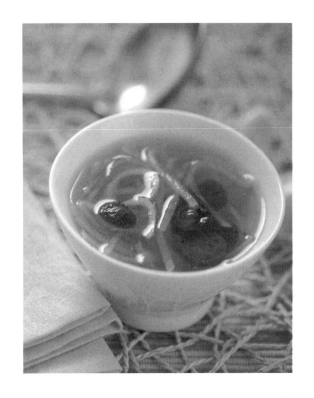

乳头使乳腺管全部畅通，同时宝宝的吸吮还能促进生乳素的分泌，新妈妈的乳汁量会逐渐增加。等到新妈妈的乳腺管全部畅通后再进补营养汤也不迟。另外，分娩中新妈妈的体力消耗很大，胃肠肌张力及蠕动也会减弱，往往需要一周左右的时间才能恢复，在这段时间里，新妈妈不宜进食油腻的鸡汤、鱼汤等营养汤。之后，再增加富有营养的汤品，以帮助下奶。注意，在煲汤时，应除去汤中的浮油，这样既能避免引起宝宝肠胃不适，也有助于新妈妈保持身材。

月子期间不要吃蔬菜水果

◎ 传统错误观念

　　老一辈的人认为，蔬菜、水果较生冷，水气大，不适合月子里的新妈妈食用。

◎ 现代正确做法

　　实际上，蔬菜、水果富含人体必需的多种维生素、矿物质和膳食纤维，有助于恢复胃肠道功能，增进食欲，促进人体对糖分、蛋白质的吸收利用，还能预防便秘。因此，月子里不吃蔬菜水果是不对的。产后，可以先从每天半个水果、每餐 100 克蔬菜开始，之后逐渐增加到每天 1 ~ 2 个水果、每餐 200 克蔬菜，最后逐渐过渡到正常饮食。需要注意的是，产后一周内暂时不宜吃寒性大的蔬果，如苦瓜、冬瓜、香蕉、西瓜、柿子等。

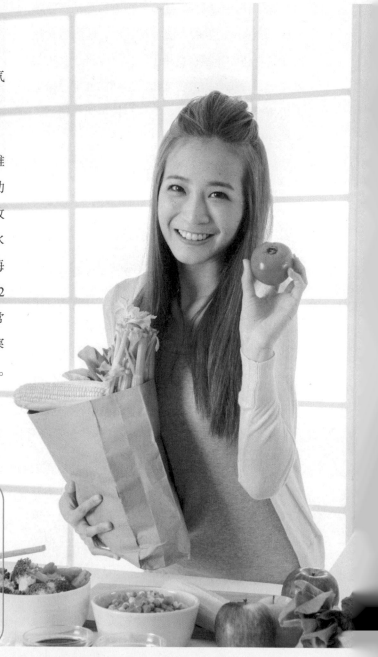

温 馨 提 示

　　水果含丰富的维生素、矿物质、纤维素、果胶和有机酸等成分。新妈妈坐月子期间适当吃些水果，不仅可增加食欲，预防便秘，还可以促进泌乳，从而帮助养育宝宝。

月子期间的母体变化

月子期间正常的生理现象

产后在月子里有以下现象是正常的，如：

❶ 疲劳：由于分娩劳累，新妈妈十分疲乏，产后不久即会睡着。

❷ 体温略升高：产后 24 小时内，体温略有上升，但一般不超过 38℃。

❸ 呼吸深而慢：每分钟仅 14 ~ 16 次，产后腹压降低，膈肌下降，由妊娠期的胸式呼吸变为胸腹式呼吸，使呼吸变得深慢。

❹ 汗多：产后几天内，由于新妈妈皮肤排泄功能旺盛，排出大量汗液，尤其在夜间睡眠和初醒时会更明显，不属于病态，产后 1 周内会自行好转。

❺ 产后宫缩痛：产后因子宫收缩而引起的下腹部阵发性疼痛，会在产后 1 ~ 2 天出现，持续 2 ~ 3 天后会自然消失，多见于经产新妈妈。

❻ 恶露：产后子宫蜕膜脱落，坏死的蜕膜组织经阴道排出，医学上称为恶露，一般在 4 ~ 6 周排净。

❼ 尿多、便秘：妊娠后期体内潴留的水分经肾脏排泄。产后几天，特别是 24 小时内尿多。由于活动少、进食少、肠蠕动弱，而且汗多、尿多，故常发生便秘。

新妈妈月子期间的生理变化

月子里的新妈妈，会发生以下的生理变化：

❶ 生殖器官的复旧：一般情况下，生殖器官如子宫、子宫内膜、子宫颈，以及外阴与阴道均会出现多方面的生理症状，不久即恢复正常状态及功能。

❷ 乳房的变化：分娩后 2 ~ 3 天乳房增大，变坚实，局部温度增高，开始分泌乳汁。有的新妈妈腋下淋巴结也会肿大、疼痛。

分娩后雌激素和孕激素水平骤降，催乳素增加，会使乳腺开始分泌乳汁。触动乳头、听到婴儿啼哭声、间隔一定的时间及其他与哺乳相联系的外部因素刺激，都能成为泌乳的条件刺激因素。新妈妈的乳汁分泌量与乳腺发育成正比，也与产后营养、健康和精神状况有关。

❸ 泌尿系统的变化：妊娠时，增大的子宫压力所导致的肾盂、输尿管积水，一般在产后 4 ~ 6 周才能恢复，因而产褥期容易发生泌尿道

感染。临产时胎儿先露部位会对膀胱形成压迫，如果发生滞产，会导致母体膀胱三角区充血、水肿及黏膜出血，严重时会阻塞尿道而形成尿潴留。常见的是产后腹壁松弛，膀胱肌张力减低，对膀胱内压的敏感性降低，再加上分娩时胎儿先露部分的压迫，会出现膀胱肌肉收缩功能障碍，或尿道、尿道外口、阴道、会阴创伤疼痛，反射性地使膀胱括约肌痉挛，增加排尿困难，严重的甚至不能自排小便而需要导尿，而导尿又会增加泌尿道感染机会。

妊娠期体内潴留的大量水分，均会在产后数日内排出，因此，新妈妈产后会出大量的汗并明显增加尿量，以排出体内的水分。

❹ 呼吸、消化系统的变化：分娩后腹腔压力的消失，使横膈恢复正常运动。孕期主要采取胸式呼吸，分娩后又转变为胸腹式呼吸。产褥期胃、小肠及大肠恢复正常位置，功能恢复。但肠蠕动减缓，常会有肠胀气。产褥初期新妈妈一般食欲欠佳，由于进食少，水分排泄较多，因此肠内物较干燥，加上腹肌及盆底肌松弛、会阴伤口疼痛，极容易发生便秘。

❺ 血液循环系统的变化：分娩后，妊娠时子宫施加给下腔静脉的压力消除，静脉血回流增加，以至产后第一天血容量即会有明显增加，血细胞比容相应下降。此后血容量会渐渐减少，血细胞比容基本保持稳定。在产褥早期白细胞总数仍较高，妊娠末期下降的血小板数在产褥早期逐渐上升，血浆球蛋白及纤维蛋白原量增加，促使红细胞有较大的凝集倾向。

❻ 腹壁、皮肤的变化：长期受到妊娠期子宫膨胀的影响，会使肌纤维增生、弹性纤维断裂，以致分娩后腹壁变得松弛，腹壁紧张度一般在产后6周左右恢复。分娩后，由于雌激素和黄体酮的下降，黑色素也随之下降，怀孕期间所表现的色素沉着现象如乳晕、乳头的暗沉，脸部的褐斑，腹部的黑中线等都会逐渐消退。皮肤留下白色陈旧妊娠纹。

❼ 月经与排卵的恢复：月经一般会在产后6周复潮，哺乳妈妈的月经及排卵都恢复较迟。新妈妈中2.4%在产后6周内月经复潮；61.1%在12周内复潮；36.5%在24周内复潮。从内膜病理切片观察，第一次月经复潮时，有42%的人恢复排卵。

温 馨 提 示

　　分娩以后，新妈妈身体康复方面会有很大的变化，进入一个生理逐渐康复的阶段，在生活上需要很大的帮助，家人也需要心中有数，做好护理。

产后出现腹痛的原因有哪些

产后腹痛，是由于子宫收缩所致。子宫收缩时，引起血管缺血、组织缺氧、神经纤维受压，所以新妈妈会感到腹痛。子宫收缩停止后，血液流通，血管畅通，组织有血氧供给，神经纤维解除挤压，疼痛感消失，这个过程一般在 1 ~ 2 天内完成。

初产新妈妈因子宫肌纤维较为紧密，子宫收缩不甚强烈，易复原，而且复原所需时间也较短，疼痛不明显。

经产新妈妈由于多次妊娠，子宫肌纤维经多次牵拉，较为松弛，复原较难，疼痛时间相对延长，且疼痛也较初产新妈妈剧烈。

如果疼痛时间超过 1 周，并表现为连续性腹痛，或伴有恶露量多、色暗红、多血块、有秽臭气味，多属于盆腔有炎症，应当请医生检查治疗。

新妈妈腋下出现肿块的原因

有相当多的新妈妈在分娩后 2 ~ 3 天，突然发现腋下有肿块且疼痛难忍，很是害怕。有人怀疑淋巴结肿大，有人怀疑是长了肿瘤而十分紧张。这种肿块一般有鸡蛋大小，在分娩之前没有，分娩后与乳房膨胀同时出现。

出现这种情况新妈妈不要担心，实际上这种肿块是一种乳腺，但不是正常的乳腺组织，而是先天发育不良的乳腺组织，称副乳腺。由于平时没有乳汁分泌，副乳腺没有被发现。产后乳腺活跃，乳汁大量分泌，有时还会淤积成硬块，产生了疼痛感，才引起注意，发现腋下有肿块。

这种肿块一般情况不需求医治疗，实在疼痛难受时，可以通过局部热敷来减轻疼痛感，肿块也会逐渐消退。症状无缓解时应及时就医。

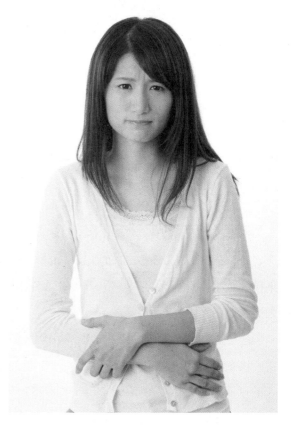

分娩后怎么在腹部还能摸到硬块

孩子出生以后，新妈妈腹部随即松弛，但有许多新妈妈在抚摸自己腹部时，还会摸到一个很大的硬块，时而还有疼痛感，为此，有的新妈妈感到害怕，怕有什么东西未排出来。

这个硬块其实是子宫，因为子宫在孕期变化很大，由孕前50克左右增到妊娠足月时1 000克左右，宫腔也由原来只能容纳12～20毫升，增大到可以容纳3 000克的胎儿、1 000～1 500克的羊水和500克左右的胎盘。胎儿和胎盘娩出后，子宫体积很快缩小到胎头样大小，而且子宫收缩越好，就会变得越硬。这样，在松软的腹壁外就能明显地摸到。因此，新妈妈可以在产后最初几小时内，经常按摩子宫，刺激它收缩，且摸到的宫体越硬越好。

产后多汗的原因有哪些

不管天热还是天凉，甚至在冬天，新妈妈在分娩后总会比正常人汗多，有的人大汗淋漓，如果稍微活动或进食时，更是汗流满面，全身汗出，黏湿难受。这是什么原因呢？

这是因为，新妈妈在妊娠期间，体内水分积蓄，仅血液就比孕前增加30%左右。一个正常人的血液量约占体重的1/10，有4 000～5 000毫升，而妊娠期孕妈妈则要增加1 000毫升之多。

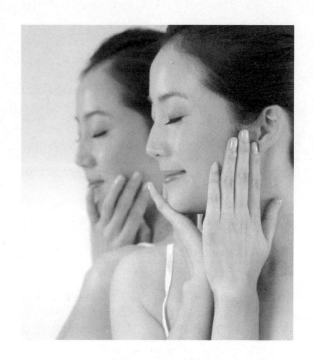

分娩之后，这些体液在体内就成为多余，如果不排出就会增加心脏负担。

体内的水分排泄通过三个主要途径：一是通过肾脏由尿液排出；二是通过肺的呼吸排出；三是通过汗腺由皮肤表面的毛孔蒸发。这就是产后汗多的原因之一。此外，新妈妈甲状腺功能亢盛，尚未恢复，会使脂肪、糖类、蛋白质等代谢旺盛，表现为出汗多。还有，产后进食较多的高能量食物，又多喝汤水，这也是产后多出汗的原因。

产后出汗多是新妈妈一种正常的生理调节现象，不必担忧。

产后阴道及外阴有何变化

分娩后，阴道腔随即缩小，阴道壁的肌张力逐渐恢复，黏膜皱襞于产后 3 周时重现，但阴道于产褥期结束时并不能完全恢复至未孕时的状态，阴道较松，皱襞减少。

一般来说，剖宫产术分娩对阴道、外阴及盆底组织影响不大，但经阴道分娩者，对阴道、外阴及盆底组织会产生一定的影响，产褥期如果不注意锻炼，将会引起一些并发症。

阴道：分娩后阴道腔扩大，阴道壁松弛及肌张力低，阴道黏膜皱襞因过度伸展而减少甚至消失，于产褥期阴道腔逐渐缩小，阴道壁肌张力逐渐恢复，约在产后 3 周重新出现黏膜皱襞，但阴道于产褥期结束时尚不能完全恢复至未孕时的紧张度。

外阴：分娩后的外阴轻度水肿，于产后 2 ~ 3 日自行消退。会阴部若有轻度撕裂或会阴切口缝合后，均能在 3 ~ 5 日愈合。会阴呈不同程度的缩短。小阴唇不再覆盖阴道口。所以阴道口裸露于外阴部，成为经产妇的特征。处女膜在分娩时撕裂形成残缺痕迹称处女膜痕。

产后恶露有哪几种类型

胎儿娩出后，在一定时间内新妈妈阴道仍有血样分泌物流出，这就是人们所说的恶露。正常的恶露有血腥味，但不臭。包括从宫腔排出的血液、坏死的蜕膜组织、黏液及产道的细菌。在产后的不同时间里，恶露的内容各不相同，可以通过对不同时期恶露的包含物质来观察是否有异常现象。一般正常的新妈妈，恶露有下列三种不同的情况。

❶ 血性恶露：又名红色恶露。这是产后第 1 ~ 4 天内排出的分泌物，呈鲜红色，含有较多的血液，量也比较多，一般与平时月经相似，或稍多于月经量，有时还带有血块。

❷ 浆性恶露：呈淡红色，其中含有少量血液、黏液和较多的阴道分泌物，还有细菌。在产后 5 ~ 10 天排出。

❸ 白色恶露：是在产后 10 天后排出，呈白色或淡黄色。其中含有白细胞、蜕膜组织、表皮细胞和细菌等，形状如白带，但是较平时的白带多些。

虽然每位新妈妈都有恶露，但每人排出的量不同，平均总量为 250 ~ 500 毫升。各人持续排恶露的时间也不同，正常的一般需要 4 ~ 6 周。母乳哺喂宝宝有利于恶露排出，宝宝吃奶时，吸吮乳头，会引起新妈妈反射性子宫收缩。这种反射性子宫收缩有利于子宫腔内的恶露排出。

✳ 新妈妈的日常生活细节 ✳

新妈妈的休养包括哪些方面

新妈妈产后休养内容很多，大体上包括以下5个方面：

❶ 新妈妈要注意休息，以保养和恢复元气。

❷ 因产后脾胃虚弱，必须注意饮食调理，不但要进食富于营养的高蛋白食物，更需多吃新鲜蔬菜、水果；身体弱者，还宜搭配一些药膳，并忌食过咸、过酸、生冷及辛辣刺激性食物。

❸ 产后应保持精神愉快，避免各种不良的精神刺激。

❹ 要注意调适寒温，随时预防寒、湿、热的侵袭。

❺ 产后必须注意清洁卫生，勤换衣被。

坐月子有哪些新方案

由于社会的进步、经济的发展，如今产后的哺乳母亲在坐月子的方式上，比以往任何时候都有了多种选择的余地。现代哺乳母亲坐月子，除了可以在家请婆婆、妈妈或亲友为自己料理生活及照顾新生儿外，也可以在由社会提供的"坐月子中心"坐月子；或者请专业的月子护理人员

上门服务，不再单纯依靠家人的协助分担。究竟选择哪种坐月子的方式好，新妈妈可根据自己的实际情况进行选择。下面介绍几种坐月子方式，以供广大女性朋友选择。

◎ 坐月子中心

目前城市建立的坐月子中心，服务项目大体上有以下几项内容：

由营养师所调配设计的三餐正餐及两餐点

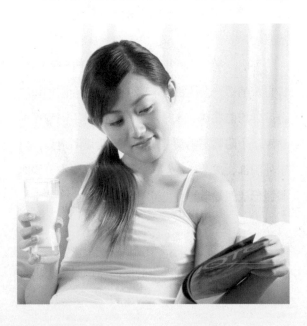

心。此外，还能依新妈妈的身体恢复状况不定时给予药膳补品，为新妈妈调理产后的生理状况。房间为一人或两人共住，可自由选择，设备大致有冷暖气设备、电视、冰箱、电热水瓶等。为宝宝及新妈妈清洗衣服。托婴服务，由专业护理人员全天候地轮流看护宝宝，并定时喂奶、洗澡、量体温。一旦发现宝宝有情况，就会及时送医院治疗（医药费用由父母支付）。随时提供医疗咨询服务，并可特约医生定期为宝宝作健康检查。开办育婴课程，教导新妈妈如何喂母乳，帮宝宝护理洗澡及新妈妈产后护理等。每周请特约美发师为新妈妈洗发、美发（费用另计）。为宝宝进行疫苗注射。

◎月子护士

又名母婴护理员。母婴护理员除了能为新妈妈提供生活护理外，还能为婴儿建立成长档案、测量体温、帮助婴儿做保健操，同时对新妈妈进行哺乳指导等服务。为了保证服务质量，在每一个护理员入户后，护理中心的督导员还要入户进行检查。"月子护士"服务内容一般包括两部分。

对新妈妈的服务，内容有：乳房护理、乳房按摩、喂乳指导。新妈妈护理（分娩伤口、子宫复旧、恶露等）、指导及协助新妈妈做产褥体操；协助不能沐浴的新妈妈擦浴；产褥期健康指导。

对宝宝的服务，内容有：洗澡、换尿布等生

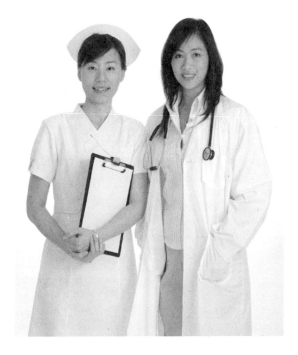

活护理。做婴儿抚触、保健操，进行口腔、脐部及臀部、大小便观察，臀红处理、脐部处理等专业护理。

温馨提示

月子中心的设备及提供的护理，是坐月子方式中比较专业的，但由于月子中心对新妈妈来说是一个完全陌生的地方，新妈妈仍然会有"住医院"的感觉，很难获得安定感，心情也难像在自己家一样放松。

应保持产妇房间的空气清新

产妇房间的空气清新可益于产妇精神愉快，有利于产妇良好地休息。要保持房间的空气清新，就要常通风。

有些家庭因为添丁之喜而在家里大摆筵席来庆贺，届时宾朋满座，设宴摆酒，室内烟雾弥漫，酒气熏人，污染空气，对新妈妈和宝宝都不利。

房间通风时要注意避风寒湿邪，因为产妇的

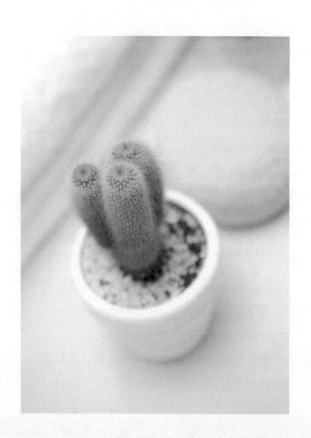

身体比较虚弱，抗风寒能力较差，尤其是妊娠时骶骨韧带松弛，骶髂关节损伤，一旦受风、受寒、受湿，极易导致腰腿疼痛，所以，产妇必须避风寒和潮湿。但避风寒和潮湿，并非紧闭门窗，特别是在盛夏季节，紧闭门窗往往会导致产妇中暑。

产后一周住院的注意事项

在多数情况下，产后新妈妈可以在医院住院7天左右，有的只住4天，拆线（侧切伤口）后就出院，这要根据新妈妈的具体情况而定。住院期间要按医院的日程表生活，下面以7天为例，看看新妈妈在产后一周住院的注意事项（以正常分娩为例）。

◎产后8小时的注意事项

分娩、产后处理等程序结束后，新妈妈需安静休息2小时，确定无事以后，可将自己准备住院的衣服由护士或护理人员帮助穿上，然后被送到自己的病房充分休养，恢复体力。分娩后休息8小时即可下床。一般是由护士陪同上洗手间排小便，并指导如何更换恶露垫。对阵痛和侧切伤口的疼痛，一般不需要用止痛剂，如疼痛难忍时，可在医生指导下服药。为了避免空腹和口渴，新妈妈可以吃一些简单的食品，要及时排尿，必要时进行人工排尿。

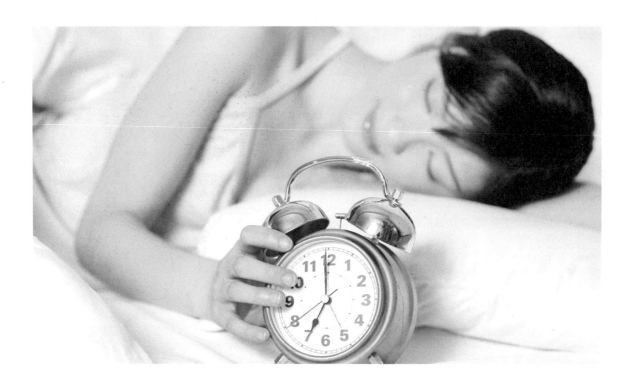

◎ **产后第 1 天的注意事项**

从怀孕 37 ～ 38 周起，就要进行乳腺管疏通工作，分娩 30 分钟后即可首次喂奶。产后一般由护士指导喂奶与乳房按摩，试验初次哺乳。即使不出乳汁，只让宝宝含吮乳头也行。几乎所有新妈妈此时乳房并没有肿胀的感觉，只是练习让宝宝吮吸。此时可以擦浴，注意切勿过劳；排尿、排便可以自己做。在医院分娩处理恶露，前 3 天由护士帮助清洗消毒外阴，第 4 天后多数由自己清洗。

◎ **产后第 2 天的注意事项**

新妈妈身体恢复到精神较佳时，要注意多补充营养。医院的伙食都已计算好热量，务必吃完。在乳房真正肿胀时，要多花些时间按摩乳房，但乳罩不可过紧，用可支持较丰满乳房的胸罩来保护乳房。允许洗头，注意保暖，洗后立即擦干，可请人帮助洗发。

◎ **产后第 3 天的注意事项**

新妈妈此时母乳分泌开始多了，让宝宝吸吮母乳的同时也能促进子宫收缩。并将多余的乳汁吸空，以保护乳房。可进行产褥体操，紧缩下腹部，使子宫与腹壁迅速恢复。此时，有的新妈妈可在医生的指导下使用产褥束腹带，可压制腹部的脂肪。会阴切开的新妈妈下床或上洗手间时会有不适感。如有便秘可请医生解决。

◎产后第 4 天的注意事项

会阴侧切伤口已恢复，可以拆线了（也有的医院所用缝线不必拆除）。如果母婴同室，新妈妈可用一个专用笔记本记录婴儿哺乳、排便、排尿等情况。此时新妈妈可以自己清理恶露。

◎产后第 5 ~ 6 天的注意事项

医务人员指导新妈妈如何给婴儿洗澡、换尿布，如何照顾婴儿等出院准备，以及出院检查。新妈妈可向医护人员咨询育儿等知识，以便出院后育儿、产褥生活比较顺利。这点很重要，初产新妈妈应在医院多学会一些常识，包括产褥生活、育儿等多方面知识。产后 6 天，一般新生儿脐带会脱落。

◎产后第 7 天的注意事项

准备出院，归纳整理、办手续缴费、领母子健康手册、申请出生证明、拍纪念照，出院当天会相当忙碌。迎接的亲人尚未来之前，可先将衣物整理妥善。母亲要穿准备好的衣服，打扮一下自己，穿戴整洁合体，愉快地带上小宝宝回家。

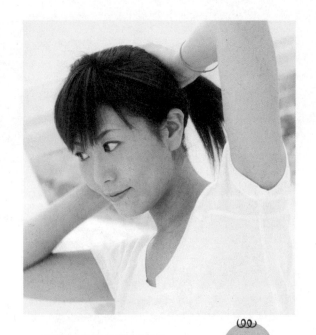

温 馨 提 示

出院的第一周，是新妈妈最易出现忧郁情绪的一周，如果自己在家坐月子，要由新妈妈来处置自己和婴儿的许多事情，又无经验，加之易疲劳，体力有限，24 小时都会处在忙乱中；另一方面，婴儿刚刚回到家中，与医院的环境有所不同，新妈妈的心情也会传给婴儿，婴儿也常常哭闹，会加重新妈妈的烦恼，建议丈夫应在妻子出院的第 1 ~ 2 周休"产假"为好，以照顾妻子，安定妻子的情绪，为妻子减轻负担。

出院四周内的生活怎样安排

第一周时，刚从医院回来，新妈妈仍很疲劳，不必勉强自己做什么，产后两周左右仍以在床上安静休息为主，要保持规律的起居生活，仍需要按医院里一天的生活安排来计划自己和婴儿的进餐、哺乳、加餐、午睡等活动。

第二周时，新妈妈虽然还需躺着休息，但起来活动的时间应比第一周多，可以开始进行部分轻微的家务劳动，这一周的"奋斗目标"是能从床上起来，多走动走动。由于夜间多次喂奶与更换尿布，新妈妈通常有嗜睡现象，一旦感到疲劳就必须立即躺下休息。

乳腺扩张期过了以后，乳房的大小约为怀孕前的 2 倍，但是由于非常柔软，很容易下垂，白天请使用产后喂奶型胸罩。恶露这时将结束，可以更换使用较小的护垫。新妈妈千万不要提重物。

第三周时，不论是新妈妈还是婴儿都要逐步走向"正轨"，新妈妈体力渐渐恢复，恶露趋于干净，婴儿吃睡逐渐有规律。新妈妈做家务以及日常生活也都常规化。当然不必十分勉强，每位新妈妈体力恢复也各不相同。本周末就可以出"满月"了，这时哺乳母亲和婴儿都可以外出，但最好避免长时间的步行与手提重物。

第四周时，此时的生活比较随意。产后 6 ~ 8 周，新妈妈基本上康复，婴儿也长大一些。按我国规定，产后 42 天（6 周）应该去医院作产后检查。可以上街，不妨去美容店改变一下发型，放松一下心情。如果坐完月子后，有的新妈妈过于肥胖，就要注意减肥，不要错过成功减肥的最佳时机。

产后月子里的衣着讲究

月子里的穿戴除了满足防暑保暖的功能性外，更重要的是要保证健康，同时还要让妈妈感觉舒服。坐月子的衣着应注意以下要点：

◎ 衣着应宽大舒适

有些产妇因为怕产后发胖，体型改变，穿紧身衣服，进行束胸或穿牛仔裤。这样的装束不利于血液畅通，特别是乳房受压迫容易形成乳痈。产妇应穿着比较宽大的衣服，贴身衣物以棉质为好。腹部可适当用腹带，以防腹壁松弛下垂，也可助子宫复原。

◎ 衣着应随着四时气候变化相应增减

夏季产妇的衣着、被褥皆不可过厚，宜穿着棉布单衣、单裤、单袜，避风即可。若汗湿衣衫，应及时更换，以防受湿。

冬季产妇的床铺、衣着均需柔和，衣着宜穿

棉衣、羽绒服之类，脚着厚棉线袜。背部和下体尤需保暖。

春秋季节产妇衣着、被褥较平常人稍厚，以无热感为好，穿薄棉线袜。

◎ 衣物宜选择纯棉面料、浅颜色

衣服面料不要用化纤的，而是尽可能选择纯棉面料。化纤衣物容易引发过敏或感染，而纯棉面料吸汗、透气性和保暖性能均好于化纤面料，有利于妈妈身体健康。颜色方面可以选择浅色的，一是因为浅色不易脱色，可以避免妈妈因出汗造成的衣服颜色脱落，形成色斑块；二是因为这时候的宝宝视觉发育还不完善，不能给他过度的视觉刺激。

◎ 衣着要常换

此时的妈妈内衣非常容易汗湿，并滋生细菌，一旦妈妈的乳头出现皲裂，细菌很容易通过伤口进入乳腺，有可能造成乳腺感染，也有可能通过哺乳进入宝宝的身体，影响健康，所以内衣最好天天更换。而内裤更需要天天更换，因为月子里妈妈不断有恶露排出，如果不能及时更换内裤，沾染在内裤上的恶露也会滋生细菌，感染阴部，引起阴道炎、尿道炎等疾病。

新妈妈怎样卧床休息最好

同常人比较，新妈妈要多卧床休息，那么怎样卧床休息才是适宜的呢？

卧床休息分侧卧、仰卧、俯卧、半坐卧、随意躺卧等。新妈妈卧床休息必须要讲究姿势、方法。这是因为产后新妈妈身体虚弱，气血不足，产前子宫、脏器、膈肌发生移位。产后这些器官要恢复到原来位置，子宫要排出恶露，因此，必须保证充分休息和正确的卧床、养息方法，才有利于气血恢复，有利于恶露排出，有利于膈肌、心脏、胃等下降归位。

中医十分重视产后卧床休息的姿势及其养神方法。历代著名妇产科专家均主张以下卧床休息方式。

❶ 分娩完毕，不能立即上床睡卧，应先闭目养神，稍坐片刻，再上床背靠被褥，竖足屈膝，呈半坐卧状态，不可骤然躺倒平卧，半坐卧，目的在于使气血下行，气机下达，有利于排出恶露，使膈肌下降，子宫及脏器恢复到原来位置。闭目养神，目的在于消除分娩时的紧张情绪，安定神志，解除疲劳。

❷ 在半坐卧的同时，还须用手轻轻揉按腹部，方法是以两手掌从心窝下擀至脐部，在脐部停留作旋转式揉按片刻，再下擀至小腹，又作旋

转式揉按，揉按时间应比下擀时间长。如此反复下擀，揉按10余次，每日2～3遍，即可使恶露、瘀血等不停滞在腹中，还可避免产后腹痛、产后子宫出血等症，有利帮助子宫复原。

清代养生家尤乘告诫："产后上床，只宜闭目静养，勿令熟睡。"

历代中医学家还主张：刚生产不可立即上床熟睡，应先闭目养神。这些历代医学家的宝贵经验，应该重视。

温 馨 提 示

夏天新妈妈的衣着、被褥皆不宜过厚，穿着棉布单衣、单裤、单袜，避风即可。被褥须用棉毛制品，才能吸汗、去暑湿，总之以不冷、不热为好。若汗湿衣衫，应及时更换，以防受湿，这就是养生家所说的"时当暑，必将理以冷"的方法。

新妈妈看一会电视也无妨

妇女分娩后，体内所发生的各种改变都会恢复到妊娠以前的状态。如果妊娠期间没有发生妊高征，血压正常，眼底没有改变，周身又无其他疾病，待产后完全休息好之后，亦可以看短时电视作为休闲。

但是产妇在看电视时，应注意以下几个问题：

❶ 要和电视机保持一定距离。看电视时眼睛和电视屏幕的距离应该是电视机屏幕对角线的5倍。

❷ 适当控制看电视的时间。观看电视时间不可过长，一般最好不超过1小时，否则，眼睛容易疲劳，看电视过程中，可以适当闭上眼睛休息一会儿或站起来走动一下，以消除眼睛的疲劳。

❸ 电视机放的高度要合适。

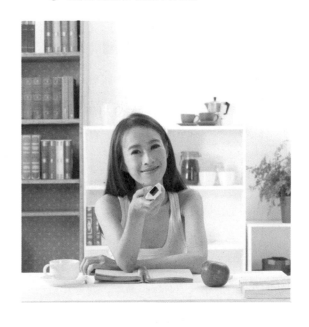

产后读书应注意哪些

产妇的身体状况不同，健康恢复的快慢也不一样，但一般都能进行室内活动，读书是可以的。只要时间不过长、光线好、姿势正确，对眼睛是不会有损害的。

产后最初几天，最好是半坐起来，在很舒适的位置读书，不要躺着或侧卧位阅读，以免影响视力；阅读时间不应太长，以免造成视力疲劳；光线不要太强，以免刺眼，也不应太暗，亮度要适中。产后不要看惊险或带有刺激性的书籍，以免造成精神紧张；看书也不能看得很晚，以免影响睡眠，睡眠不足会使乳汁分泌量减少，应加以注意。

新妈妈慎用空调和电扇

新妈妈产后身体耗损较大，正处在重大调整状态中，身体虚弱，对风寒的适应能力差，如果不慎被风直吹或者室内温度太低，都有可能导致习惯性头痛、关节痛等病症。因此，一般情况下，不建议新妈妈居住的房间使用空调、电扇。

如果是在盛夏坐月子，屋里太过闷热会导致新妈妈中暑。这时，家人可将窗户斜着开半扇，让自然风斜着吹进来，这样既可保持室内通风，又可使室内的空气随时保持新鲜。如果开窗通风依然没有效果，可将电扇打开对着墙扇风，以便

使室内空气得以流通，但一定不能吹着新妈妈和宝宝；也可以将空调调到稍低于常温的温度，但不能调得太低，也不要对着新妈妈吹。不论是风扇还是空调，吹一会儿后，等到温度降下来了就要关上，不要吹得太久。

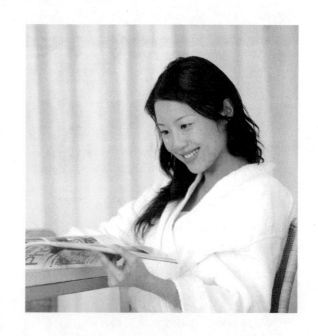

温 馨 提 示

分娩后，产妇体内有大量多余的水分要通过皮肤排出来。由于皮肤排泄机能旺盛，出汗特别多，毛孔扩张，所以产妇怕风，要避免风的直吹或对流风。

热水泡脚可以缓解产妇疲劳

有的产妇受旧风俗的影响，产后不敢洗脚，甚至睡觉时也不脱袜子，怕脚心着凉，引起脚后跟疼痛、腿脚麻木，其实这种担心是毫无根据的。每天用热水泡脚 10 ~ 20 分钟能活跃神经末梢，调节植物神经和内分泌功能，能起到强身壮体、延年益寿的作用。对产妇来说同样如此，热水泡脚既保健又解乏，产妇在经历了分娩过程以后已筋疲力尽了，因此，每天用热水泡泡脚，对恢复体力，促进血液循环，解除肌肉和神经疲劳大有好处。在洗脚的同时，不断地按摩足趾和足心效果会更好。

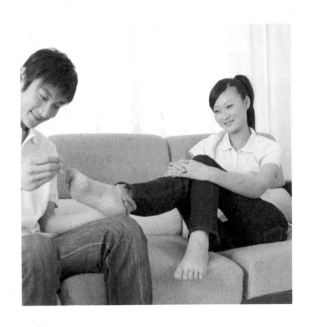

亲友探望新妈妈时要注意哪些

新妈妈分娩是一件喜事，会有很多亲朋好友到医院探望新妈妈。探望新妈妈会给新妈妈带来欣慰，有利于精神恢复，但是也可能给新妈妈带来不利的因素。

如果探望的人太多、时间太长，会影响新妈妈休息，尤其是会给手术产的新妈妈带来疲劳。因此，医院对家人探望新妈妈都有明确规定，其目的是为了让家人照顾新妈妈，进行必要的护理；也是为了让新妈妈有适当的休息时间养好身体，恢复健康。特别是对分娩后不久，经过辛苦劳累的新妈妈以及新生儿更需要休息。一些亲朋的探望最好安排在分娩 10 天以后，待新妈妈出院回家时探望。

新妈妈刚刚分娩后，抵抗力很弱，婴儿也是十分娇嫩的。婴儿从依赖母亲生活，到出生后的独立生活，需要一个适应过程，对外界的反应能力与抵抗力较差，很容易得病。如果探望的人太多、声音嘈杂、病室环境条件有限，加上新妈妈不太愿意开窗通风，这样势必造成室内空气污浊。若患有感冒等病的亲友进入休养室内看婴儿，那么细菌和病毒将会传染给新妈妈和婴儿，影响母婴健康。

因此，为了避免与减少疾病的发生，为了母婴两代人的健康与安全，必须控制亲朋好友以及

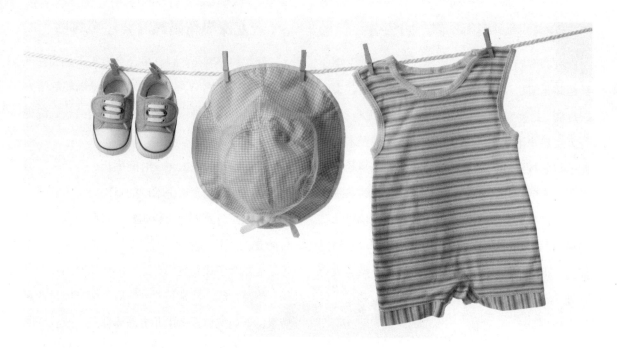

家人到医院探望。如果家人为了照料和护理新妈妈，也必须注意卫生，应先用消毒水清洗双手，必要时戴上口罩方可进入母婴室。

新爸爸必须理清的家务头绪

家有"坐月子"娇妻和初生的爱儿，很多新爸爸普遍也会有一个疲惫不堪、仪表不整、外形憔悴的过程，有人把相对于伺候"坐月子"的新爸爸戏称为"月公子"当不为过——毕竟是家庭添丁加口的大事，忙乱一些难免，重要的是应当忙而不乱，打理清楚家务事里面的头绪。下面这些细节，新爸爸应当时时注意做好。

◎ 回避争吵

有专家认为，夫妻间发生的一点争吵有一定益处，能帮助新爸爸、新妈妈减轻心理压力。但值得注意的是，如果在月子阶段发生争吵升级，则会伤害到夫妻感情。而且在坐月子阶段，新父母会一起把全部关爱奉献给宝宝，却容易忽略彼此之间的关爱，容易因一点小事而不愉快。因此，新父母要尽量彼此宽容，回避争吵。

◎ 注意房间通风

都市人大多数不会注重门窗的"呼吸功能"，特别是新妈妈休养的房间，门窗整天都关得死死的。如果还在房里存放着一包一包垃圾，再闷上一昼夜，睡在里面的人，势必一大早起来就会头昏脑涨，对自己、对妻儿的健康都不利。因此，新爸爸时时刻刻不要忘记给室内换气通风，畅快地呼吸新鲜空气会使人精神振奋，情绪好转。

◎丢掉家中包装袋、杂物

虽然只多了一个宝宝，家中一下子会变得像个"垃圾场"一样。要立足于"现在、马上"就做、而不是"再等一等"，只要看到有杂物，立刻把乱放的包装袋或杂物一起收集起来全丢掉，一时不用的用具放进壁橱，不穿的衣服放进衣柜。

◎家中不要有隔夜垃圾

婴儿最大的特点就是排泄物多，一次性纸尿布、尿裤很快会换下一大包。为了健康，为了新妈妈拥有好心情，一定要每天扔垃圾，及时处理垃圾。

◎清理出通道

添置儿童床、婴儿车、学步车及各种玩具，家里几乎要变成仓库。在家里走动也要东躲西闪的，不小心还会踢翻垃圾袋。听到电话响，竟然要在奶瓶、水杯、湿纸巾、婴儿油、育儿书等物品中找半天。难怪新妈妈可能会向朋友诉苦、跟娘家人抹泪，新爸爸无论如何也要在家里清理出不会碰撞到各种物件的通道。

◎待洗衣物不放在卧室

传统风俗认为，新妈妈在月子里不能沐浴。而现代家庭坐月子的环境普遍比较好，新妈妈却总会一身一身地出汗，换下来的衣服，加上宝宝尿湿衣服和被褥，堆积在卧室内既不好看，气味也不好闻，脏衣物一定记住要当天洗出来。要记住，新妈妈"坐月子"的卧室，是影响个人情绪最快速、最大的空间，绝对不要让这个环境弄得杂乱无章，惹得新妈妈生气、哭鼻子。

◎床头放一杯水

上面要求做到的细节，可能都会有人代劳——慈爱的母亲、勤劳的岳母或手脚利索的家政服务。但只有这一点，新爸爸一定要亲力亲为：时时刻刻想着，为妻子准备一杯润喉用的温开水，体现出做丈夫的关怀和周到。

因为总是惦记着给宝宝换尿布、喂水、喂奶，新妈妈睡眠质量会非常不好。长期缺乏睡眠的新妈妈，一定特别容易生气、动不动就会火冒三丈。如果做丈夫的总是用一杯盛满的温开水放在床头，每天睡觉前都把水换新，做上一两天就能起到作用，更能随时随地"浇灭"新妈妈的火气和怨气。

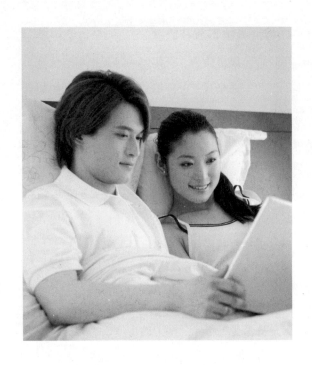

引起性交痛；乳汁分泌、乳房肥大可致性欲减退，加之由妻子到母亲的角色转换，常处于性欲减退，致使性交次数减少，丈夫对此要有心理准备。分娩之后，大多数经过 3 个月的调理，产道和外生殖器的损伤已完全康复，卵巢开始排卵，月经也恢复正常，性欲逐渐增强，可以过正常的性生活了。

因此，夫妇要互相体谅、合作，并应充分了解不应有性生活的原因。待女方身体完全恢复后，再开始性生活。

月子期间是否可过性生活

女性生殖器官大约需要 8 周的时间才能恢复正常。分娩时被撑开了的阴道黏膜变得非常薄，容易受伤，需要恢复。

另外，产妇分娩后的月子期宫颈口尚未完全关闭，此时如果有性行为，细菌就会通过宫颈口侵入子宫，再经未修复好的胎盘附着面侵入人体，从而导致生殖器官炎症，如子宫内膜炎、子宫肌炎、急性盆腔结缔组织炎，甚至败血症，严重者可危及生命。

在产后 3 个月内因产后性激素水平较低，易

温 馨 提 示

绝大多数女性在经历产后 2 ～ 3 个月的月经周期后都会恢复排卵功能。哺乳期虽然不来月经，但仍然有排卵，故有的新妈妈在哺乳期同样可以怀孕。有的新妈妈，当卵巢刚恢复排卵功能时，排出的卵细胞很快遇到精子，变成受精卵。这说明，所谓哺乳期是"安全期"的说法是错误的，哺乳新妈妈不论是否已经恢复月经都具有受孕的机会，因此，哺乳期新妈妈在恢复性生活后，一定要避孕，以免造成不必要的麻烦。

预防产后性欲低下

不少夫妻从怀孕以后，性生活的次数和质量就随着孕周增加而下降，一方面害怕伤到胎儿，另一方面也因为生理上的变化影响性生活质量，不愉快的阴影一直存在。经历千辛万苦生下宝宝之后，双方的生理、心理都发生了不少变化，夫妻之间还能否维持孕前的性生活质量，对于维系婚姻生活将会是很大的挑战。

◎影响产后夫妻生活的原因

产后，女性生理和心理上的一些因素，会影响到性生活的质量：

生理影响。阴部或多或少地会有一些损伤，弹性和褶皱也消失，但三周内阴道褶皱会重新出现，弹性和腺体恢复还需要更久，会影响润滑和快感；

骨盆肌肉、韧带康复需要半年或更久，使阴道松弛，影响双方性快感；

生产时会阴有伤口，虽然长合了，却仍然有痛感，影响尽兴；

孕晚期带来的生理性尿失禁，延续一定时间，会给性爱带来困扰。

心理影响。牵挂孩子无疑会影响到夫妻生活，加上带孩子的疲劳也会影响到"性趣"；

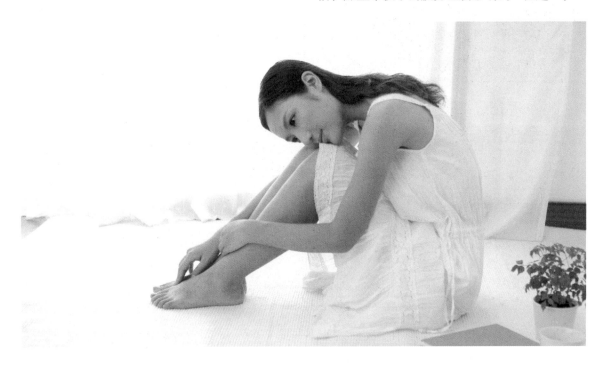

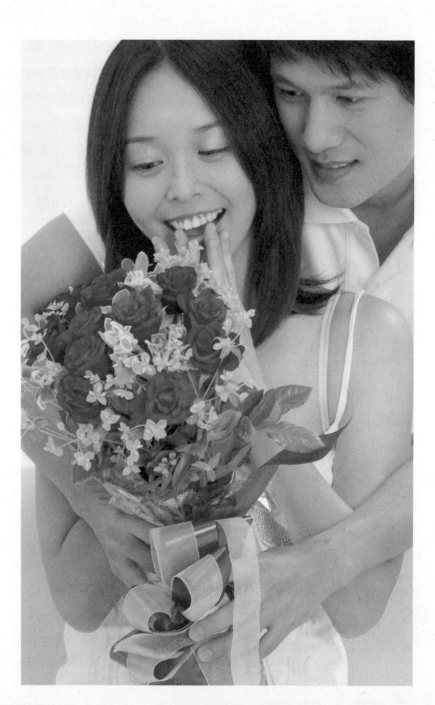

哺乳期泌乳激素上升，雌性激素下降，性欲下降，并且会阴道干涩，性爱疼痛；

怀孕、生育带来外形上的变化，失去女性的自信心，更担心自己在丈夫眼中吸引力下降，缺少面对情爱的勇气；

恐惧再次怀孕，因为分娩痛苦而潜意识中排斥性生活；

产后抑郁期，心理疾患会直接影响夫妻关系。

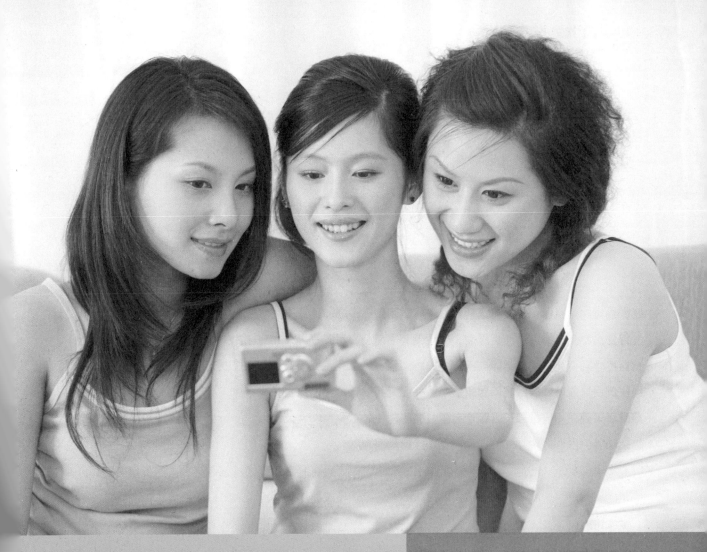

第 3 章

产后康复，
做一个潮流辣妈

✳ 产后常见疾病的防治 ✳

产后要做哪些健康检查

怀孕期间，为适应胎宝宝成长，新妈妈身体会有很多变化。分娩以后，这些变化会慢慢地恢复，经过"坐月子"和产褥康复期，身体究竟恢复得怎么样？及时进行产后检查，就是由医生检查这些生理变化是否已经回到正常状况；还会有一些产后可能碰到的健康问题，是产后检查时的重点。另外，一些出月子以后才会碰到的问题，包括哺乳问题和避孕方式的选择，也是产后检查时要考虑的重点。

产后检查，一般在产后 6～8 周为佳。

◎ 产科问诊

产后 42 天左右，要到医院做一次产后检查，了解身体恢复状况。发现异常情况，可以及时得到医生指导和治疗。

通过产后检查，能及时发现新妈妈的多种疾病隐患，能避免患病的新妈妈对婴儿健康造成影响。

询问生产史：医生会问新妈妈一些问题，如分娩时是否使用产钳或吸引器，分娩方式是剖宫

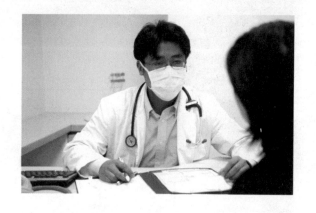

产、还是自然分娩，是否患有某些疾病，如高血压、糖尿病等。

另外，产后无奶或奶水少的新妈妈，则应当请医生进行饮食指导，或者给予食疗指导、药物治疗。

◎ 产科检查

产后检查的具体项目有很多，除了全身一般健康情况检查外，还有专业的妇产科检查。

量体重： 如果发现体重增加过快，就应当适当调整饮食，减少主食和糖类食物摄入量，增加含蛋白质和维生素较丰富的食物。同时，体重增

加过快者应该坚持锻炼，体重较产前偏低者则应当加强营养。

体重在分娩后会减轻 5 ~ 6 千克，因为利尿的作用，会再减轻 2 ~ 3 千克，大约在产后的前 3 个月，每周可以减少 0.5 千克左右体重。新妈妈在生产完 6 ~ 8 周可以开始进行有氧运动，一星期做 4 ~ 5 次，可以增强心肺功能的复原。产后 6 个月，大部分的新妈妈会回到正常体重，但实际上还会留下约 1.5 千克。而且，腹部的肌肉还得靠运动来缩紧，否则即使身体瘦下来，肚子还是会突出来。

测血压：如果血压尚未恢复正常，应该及时查明原因，对症治疗。

妇科检查：医生需要检查盆腔器官，看子宫是否恢复正常、阴道分泌物的量和颜色是否正常、宫颈有无糜烂、会阴和阴道的裂伤或缝合口是否愈合等。这项检查有利于母体康复状况的评价，及早、及时发现因生产遗留的问题引发的疾病，为新妈妈的健康保驾护航。

◎产后检查的重点

产后检查，查诊的主要内容是康复情况，排除异常，重要的是及早发现异常，及时对症治疗。而且，检查医师还要对新妈妈产褥期的健康情况做一个总体评价，同时还需要医生从哺乳、月经复潮、性生活恢复和避孕情况，因人而异地提供指导。

❶ 子宫复原及产痛。刚分娩后，子宫大约在肚脐的位置；分娩完后两天，子宫会急剧地缩小；大约两个星期后，子宫就已经沉到骨盆腔内，摸不到；四星期后就能恢复成原本的大小。如果子宫收缩不好，就容易有大量的出血。

分娩过后，子宫仍然会收缩，生第一胎的新妈妈感觉还不强烈。第二胎以上的新妈妈，产后收缩所造成的不舒服，有时候比分娩还难受，称为"产后痛"。这种疼痛通常到第三天就会比较缓和，但是哺喂母乳时，乳房受到刺激，子宫还是会有一阵阵的收缩，不过强度就没有那么强了。

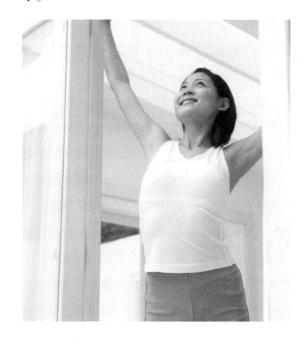

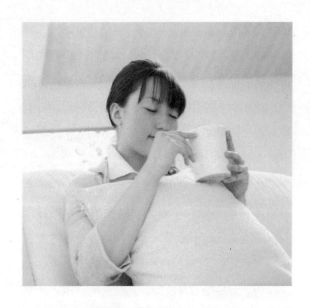

如果产后疼痛越来越厉害，或在腹部、会阴伤口有红、肿、热、痛的现象，伴随发烧或是有严重异味的分泌物，可能就是"产褥热"的前兆，这是一种细菌性的感染，只要早期发现，加上抗生素治疗，恢复效果会较好。

❷ 尿潴留及尿失禁。刚分娩后的膀胱，敏感性会比较差，膀胱过胀和排尿不净是常见的现象。尤其生产完后的 2～5 天，新妈妈身体多余的水分正在排出，若没有注意到，膀胱很容易胀坏和导致泌尿道感染。所以，即使没有想要解小便，也要定时上厕所；若是解得不是很顺利，就要使用导尿的方式，才不会有长期的后遗症。

尿失禁的现象和产后阴道松弛有关，随着时间的推移会慢慢恢复。大约产后 3 个月，大部分新妈妈都会复原。做一做骨盆腔的收缩运动（即凯格尔运动）有助于缩短复原时间，让松弛掉的肌肉恢复，不仅对产后的复原有帮助，对年纪逐渐增长后所导致的子宫脱垂和应力性尿失禁都有预防的作用。所以，最好能把做这些运动当成习惯，持续做下去。

❸ 产后并发症。对于有产后并发症的新妈妈，如果患有肝病、心脏病、肾炎等，应该到内科检查。对于怀孕期间有妊娠高血压综合征的新妈妈，则需要检查血和尿是否异常，检查血压是不是仍然有继续升高趋势。如果有异常，则应当积极治疗，以防止转为慢性高血压。

❹ 哺乳情况。哺喂母乳的妈妈，一般在产后的 3～5 天，乳房会开始胀痛起来，有 10% 的人甚至会痛到产后 14 天。胀奶太厉害会发烧，甚至会高到 39℃，但一般不会持续超过 16 个小时，只要排空乳汁就比较不会造成乳腺炎。如果有发冷战、高烧不退、心跳过快，都要注意是否有乳腺炎的现象，需要找医生检查，以便早期治疗。

持续哺喂母乳可以 6 个月内都不需要添加副食品，只有在以下状况不适合哺喂母乳，如有毒瘾或酒瘾的妈妈、开放性肺结核、癌症治疗、艾滋病、服用一些特殊的药物、婴儿有半乳糖血症。饮食上还是要特别避免一些会导致过敏的食物。

❺ 月经复潮、性生活及避孕。如果没有哺喂母乳，月经在产后 6 ~ 8 周就会复潮。哺乳的新妈妈则不一定，早则产后两个月，晚到一年半都有可能。但产后不来月经，不意味着没有排卵，所以有的新妈妈在哺乳期同样可以怀孕。认为哺乳期是"安全期"的说法是不科学的，所以哺乳期妇女在恢复性生活后，一定要避孕，以免造成不必要的麻烦。

避孕方法可以选择用宫内节育器或避孕药，节育器在产后 6 ~ 8 周就可以放入，若太早放入节育器担心会被排出或造成子宫穿孔。

避孕药可以挑选只有黄体素成分的避孕药，不影响乳汁分泌，生产后第 2 ~ 3 周就可以开始服用。至于一般的避孕药，则建议要产后 6 周再开始服用比较好，才不会影响喂奶。

❻ 产后抑郁。从临产的兴奋期待，到分娩完以后身心俱疲，又担心不会照顾孩子、失去对丈夫的吸引力，如果再加上伤口的疼痛，就很容易有产后抑郁症状产生。大部分新妈妈在两三天后就会慢慢好转，虽然有些人会持续到 10 天左右。只要家庭、社会的支持系统良好，都可顺利度过低潮期。如果忧郁心情持续时间过长，或是合并有饮食、睡眠的异常，甚至于有自杀倾向，就需要寻求精神科医生的帮助了。

◎ 新生儿产后检查

新生儿产后检查，包括出生后的健康检查和满月后的检查。

每一个宝宝降生后 72 小时内，医院就会为宝宝采血，筛查宝宝是否有遗传疾病、苯丙酮尿症等。

在宝宝满月以后，爸爸和妈妈要带上婴儿去医院，进行保健检查。

检查项目包括测量身长和体重在内的全身体格检查、脐部的愈合情况、婴儿的营养状况和智力发育等方面。对婴儿做一个全面、系统的健康评估，也能为家庭育儿提供具体的指导。

温馨提示

如果新妈妈产后休养的地方离分娩医院较远，不能回分娩医院复诊检查，就需要联系当地的医疗保健机构。由于产后 42 天的检查需要同时检查新妈妈和宝宝，因此，应选择设有妇产科和儿科的医院；还应事先了解当地医院的就诊须知，以免复诊检查的时间不合适；另外，检查时最好带上分娩后出院诊断书，以便当地的医生了解你的妊娠及分娩情况。

同时，根据是采取母乳喂养、人工喂养，还是混合喂养等具体情况，请医生确定是否需要补充维生素或其他营养剂。

产妇要注意预防感冒

◎居室通风

产妇的居室应坚持每天开窗通风 2～3 次，每次 20～30 分钟，这样才能减少空气中病原微生物的滋生，防止感染感冒病毒。特别需要提醒的是，通风时应先将产妇和宝宝暂移到其他房间，避免对流风直吹而着凉。

◎防寒保暖

若冬天"坐月子"，产妇的居室既要舒适安静，又要防寒保暖。室内温度最好保持在 20～24℃，如果家中没有暖气，可以开空调或电暖器以保持房间里的温度适宜。

◎湿度适宜

若冬天家中有暖气，应特别注意居室内的空气不能过于干燥，因为空气干燥容易使人口干舌燥、流鼻血、咽痛等。可在室内使用加湿器，也可放盆水，以提高空气湿度。室内的空气湿度应保持在 50%～60%。

◎饮食均衡

饮食要营养均衡。在冬天，产妇应适当多吃含维生素多的蔬菜、水果和蛋白质含量高的食物，因为这些食物能促进细胞正常代谢，增强机体免疫力。还应多饮水，多排尿，及时排除体内毒素，有助于抵抗感冒病毒的侵袭。

◎保持清洁

产妇出汗比较多，衣裤、被褥常被汗水浸湿，容易使病菌繁殖生长。因此，产妇的衣裤和被褥必须勤换勤晒，这样不仅能保持清洁，而且还能借助阳光中的紫外线杀死病菌。

◎隔离消毒

冬季是感冒多发的季节，在"月子"里的产妇应尽量减少会客，以减少感染感冒病毒的可能。若家中有人患了感冒，应立即采取隔离措施，房间里还应及时用食醋熏蒸法进行空气消毒，以每立方米使用食醋 5～10 毫升的比例，加水将食醋稀释至 1／3～1／2 的浓度，关紧门窗，加热使食醋逐渐蒸发至空气中，这样会起到消毒防病的作用。

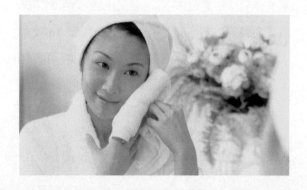

谨防月子病——产褥感染

产褥感染，指生殖器官感染性疾病，女性在产褥期由生殖器官感染而引起的炎症，统称为产褥感染。由于感染后通常会引起发热，因此又称产褥热。产褥感染通常发生在产后 24 小时至产后 10 天这段时间。近年来，由于医疗条件的改善，产褥感染的发病率已经降低了很多。

◎引起产褥感染的原因

自身免疫力下降

产前，贫血、营养不良、妊娠高血压综合征或其他疾病，都会导致准妈妈免疫力降低。分娩时，经过漫长的产程，新妈妈极度疲劳，体力消耗过大，产后失血过多，导致贫血来不及纠正、产道损伤等，这些更会使新妈妈本身的抗病能力减弱，极容易导致细菌繁殖感染。如果再加上产后营养和水分补充不足、产后失血过多，那么新妈妈的免疫系统将受到极大的影响，从而增加了产褥感染的机会。

创口开放

产后新妈妈的宫颈口尚未闭合，子宫壁上胎盘剥离后留下了很大创伤面，会阴、阴道、宫颈等处分娩时也造成了不同程度的裂伤，产后的血性恶露又有利于细菌的繁殖，这些都为细菌的入侵创造了有利条件。

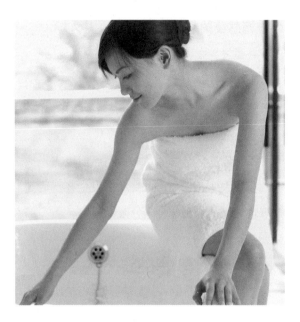

不注意卫生

产前、产后不注意卫生，也会导致产褥感染。比如，临近产期仍过性生活、洗盆浴，这些都会导致胎膜早破，并为细菌侵入妈妈宫腔提供了机会；产后未满 6 周过性生活、不注意产后会阴部位的卫生等，都容易导致产褥感染。另外，分娩时，如果接生者使用的手套、器械未经严格消毒，也可能造成感染。

自身炎症未治愈

新妈妈自身原本患有某些炎症，如阴道炎、上呼吸道炎症、肠道炎症、宫颈炎等，如果未得到及时控制、治疗，也会累及生殖器官，从而引起感染。

◎产褥感染的表现有哪些

会阴及宫颈伤口感染

会阴侧切伤口感染，出现局部红肿、化脓、明显压痛等症状，拆线后刀口裂开。

宫腔内炎症

胎盘剥离后，细菌从胎盘剥离面侵入，从而引起子宫内膜炎及子宫肌炎。此症状多发生在产后 3 ~ 5 天，常表现为恶露有臭味、子宫复旧不良、下腹部有压痛，重者甚至会发热、寒战。

盆腔器官发生感染

感染进一步扩散，引起输卵管及盆腔结缔组织发炎。此症多出现在产后 5 天，常表现为寒战、高热、下腹疼痛，输卵管和盆腔甚至会有脓肿出现。

盆腔腹膜炎及弥漫性腹膜炎

炎症进一步严重，导致盆腔器官与大网膜、肠管之间互相粘连，通常表现为高热、寒战、整个腹部剧痛、腹壁紧张而硬，用手下压腹壁，患者疼痛难忍。

血栓性静脉炎

此病变发生在盆腔内的静脉血管，即子宫静脉、卵巢静脉及髂内静脉血管。此病常发生在产后或术后 7 ~ 10 天，患者通常有高热、寒战等症状，且反复发作，一般会持续几周。

脓毒血症

感染的血栓一旦化脓，就会液化脱落而进入血液循环，引起脓毒血症。此病多发生在肺部，常表现为肺脓肿、

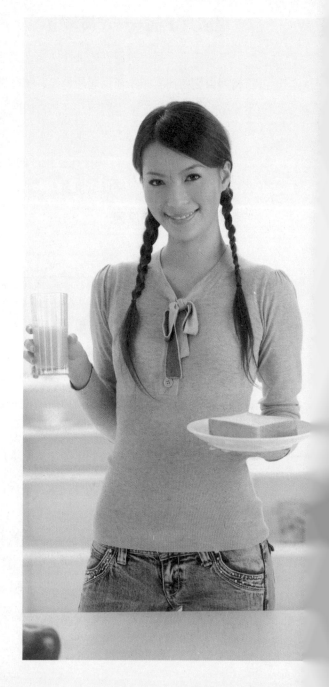

胸膜炎及肺炎等；其次会发生在肾脏，如肾脓肿，患者可出现蛋白尿、血尿及肾部疼痛等症状；另外，皮肤、关节和脑部也会出现脓肿病灶。

败血症

如果炎症进一步扩散，还会引起败血症，导致全身出现中毒症状，如昏迷、休克等，最终导致死亡。

◎产褥感染，重在预防

一旦患了产褥感染，一定要及时就医，但新妈妈最好从源头上杜绝这种疾病，防患于未然。预防产褥感染的要点如下：

做好孕期保健

怀孕期间，应注意锻炼身体，以增强免疫力。如果准妈妈患有妊娠高血压综合征、肾炎、糖尿病等，应密切观察并严格控制病情，加强营养，纠正状况。另外，如果发生妊娠合并其他感染，如呼吸道、泌尿道、阴道等处的炎症，应在分娩前及时治疗，以免这些疾病成为产后感染的诱因。

降低分娩时的感染风险

分娩时，尽量避免过多的阴道检查和肛检，尤其对胎膜早破、产程延长、剖宫产者，更应给予抗生素以预防感染。

产后注意休息，保持充足的睡眠

分娩对体力的消耗较大，如果新妈妈产后休息不好，极易导致身体的抵抗力下降，从而诱发产褥感染。因此，分娩后，新妈妈一定要多休息，并保持充足的睡眠，尽量把宝宝交给家人照顾。

尽早下床活动，适当锻炼身体

产后，新妈妈应尽早下床活动，出了月子后更应加强锻炼，以增强体质。

保持会阴部位的清洁卫生

产后，由于恶露的排出，会阴部位会受到刺激。为防止感染，新妈妈应勤换卫生巾，如厕后还要用温开水由前向后冲洗会阴部。

注意为身体补水

对于已经出现产褥感染或是排尿不顺的新妈妈而言，充足的水分是非常必要的。如果体内缺水，可能引发产褥感染或导致病情恶化，因此，新妈妈坐月子期间一定要多喝水，保证每天摄入2000毫升左右的水。

剖宫产伤口注意防水

对于采取了剖宫产的新妈妈来说，产后一定要注意保持伤口干燥，注意防水。在产后第一周，可先用湿毛巾擦拭身体，产后7～10天后才能开始淋浴。

禁止性生活

从孕晚期开始，新妈妈就应避免性生活，以免引起胎膜早破等情况，进而导致产褥感染。另外，为了预防感染，孕晚期也要避免盆浴。分娩后，新妈妈的生殖器官受到重创，因此，一般产后6周内都不宜进行性生活。建议产后42天检查后，由医生诊断身体已复原，再恢复性生活。

产后注意营养

产后新妈妈一般都会进补，在进补时一定要注意均衡摄取营养，这样才有助于新妈妈恢复体力、增强抵抗力，进而预防产褥感染。如果已经出现产褥感染，则应停用含有米酒的进补食物，以免使病情加重。

谨遵医嘱用药

产后为了预防感染，医生可能会为新妈妈开一些药。这时，新妈妈一定要遵医嘱按时用药，不要随意停药，也不能自行使用退烧药，以免引起其他并发症。另外，产后10天内还须定期测量体温，并随时留意其他身体状况。

温 馨 提 示

产褥感染不仅会引发产妇生殖系统的炎症，而且如果进一步感染，则可以感染到周围的组织器官，或感染的细菌进入血液中，引起败血症等，可引起中毒性休克，威胁产妇的生命和健康。

月子期间应防治便秘

大多数产妇在产后头几天往往会发生便秘。这虽不是大病，但也颇不舒服，还会引起腹胀，食欲下降。此外，大多数产妇在怀孕期间由于子宫增大，压迫下腔静脉，患有程度不同的痔疮，便秘会加重痔疮的症状。这些都影响产褥期的身体恢复。

发生产后便秘时可以采取下列措施：

❶ 要适当活动，不能长时间卧床；也可以在床上做产后体操，进行缩肛运动，锻炼骨盆底部肌肉，促使肛门部血液回流，具体方法是做忍大便的动作，将肛门向上提，然后放松，每次10～20次，早晚各1次。

❷ 平时要保持精神愉快、心情舒畅，避免不良的精神刺激，因为不良情绪可使胃酸分泌量下降，胃肠蠕动减慢。

❸ 每日进餐要适当搭配一定比例的杂粮，做到粗细粮搭配，力求主食多样化，适当吃一些新鲜蔬菜、瓜果，少吃辣椒、胡椒、芥末等刺激性食物，尤其是不可饮酒。麻油和蜂蜜有润肠通便作用，产后宜适当多食用。

❹ 口服药物治疗：以柔和缓泻的中药及中成药为好，禁用峻猛攻下之剂，以免损伤正气。

怎样应对产后多汗、多尿

在怀孕过程中，新妈妈身体内的血液和体液为了应对怀孕的需要而大幅增加。等到分娩过后，身体细胞间的多余水分会回流至血管中，然后慢慢排出。这些进入血管中的水分和减少的血液量，大都会通过汗水或尿液的方式排出体外，所以在分娩结束后一个星期内，产妇会出现汗多、尿多的情况，这是正常的生理现象，不必担心。

产后出汗多，虽然是正常的生理现象，但会对产妇造成困扰，包括常常流汗濡湿衣服，加上传统坐月子观念对洗澡有禁忌，或者因为剖宫生产伤口的原因不便淋浴，因此，造成产妇身体总有黏腻、不适的感觉。有些新妈妈会抱怨：晚上常常睡得满头大汗，又要常跑厕所，影响到睡眠质量，加上照顾新生婴儿的辛劳，这一类的琐事很影响情绪，容易导致产后抑郁的发生。

应对要点如下：

不必刻意减少水分摄取，多补充蛋白质：为避免产后膀胱或尿道发炎，建议产后不必刻意减少水分的摄取，而要多补充蛋白质，因为体内的水分是否通过血液代谢，并不取决于水分摄取的多少，而要看体内蛋白质的充足与否。如果补充蛋白质够多，体内的水分代谢快，则水肿、出汗、多尿的情况相对就能较快改善。

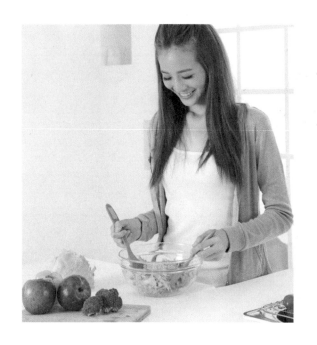

中成药：

加味逍遥丸，6 克，1 日 2 次。

麻仁润肠丸，6 克，1 日 2 次。

牛黄解毒软胶囊，2 粒，1 日 2 次。

中药：肉苁蓉 10 克，麻子仁 10 克，首乌 10 克，泡水饮。

番泻叶 3 克，泡水饮。

大黄 3 克，肉苁蓉 10 克，泡水饮。也可喝些蜂蜜和香油，以润滑肠道。

外用药物治疗：若 4 ~ 5 天仍未行便，可在服用药物的同时用开塞露、甘油栓塞入肛门。如果以上两种方法均无效，请找医生解决。

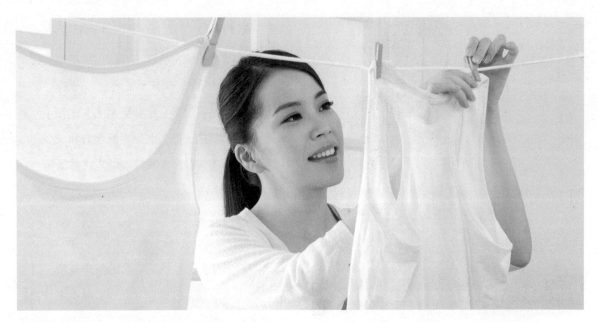

保持身体清洁：出汗多时用毛巾随时擦干。有条件的话，每晚洗淋浴，没有条件，可以每晚用温水擦洗，但要注意不要受凉。剖宫生产的产妇，可能有 7 ~ 10 天的时间伤口不宜沾湿，因此，可多做身体擦拭，用擦澡的方式保持身体清洁。

保持环境通风凉爽：室内温度不要过高，湿度不能太重，要适当开窗通风，保持室内空气流通、新鲜，尤其以自己感到舒适为原则。如果在家中坐月子的房间比较潮湿、闷热，最好加装空调或除湿机。

穿着透气保暖衣服：产妇穿盖要合适，不要穿戴过多，盖的被子不要过厚。产妇的内衣、内裤要及时更换。

照顾好伤口：要妥善照顾好会阴部或是剖宫产伤口——保持伤口干爽，避免流汗、潮湿污染伤口，是需要多留意的细节，也是照顾自己身体的基础。

产后尿失禁该如何护理

尿失禁和阴道松弛，是产后的新妈妈最常面临的问题，这两种症状几乎是同时产生的，怀孕、剖宫产女性都可能成为尿失禁患者。

在怀孕过程中，胎儿的重量会挤压膀胱，造成膀胱及尿道下垂、角度改变，而无法随意控制排尿。另外，分娩时，婴儿头部容易把阴道撑开，无法完全恢复到原来的紧度。

产后，膀胱往往会有水肿、充血的状况，膀胱的感觉灵敏度和肌肉的张力都会降低，在产后的 12 ～ 24 小时之内，会排出大量的尿液，如果不及时将尿液排出，会使得膀胱过度膨胀而受到损伤。

产后的 4 小时内就应试着下床排尿，若无法顺利排出，可用温水轻轻冲洗会阴，或是用手轻压耻骨上方。若还是无法顺利排尿，护理人员会视情况给予导尿。一般来说，膀胱在产后的 5 ～ 7 天复原。

尿失禁的现象，与生产后阴道松弛有关，随着时间的变化，一般都能渐渐恢复。大约在产后 3 个月内，大部分人都会复原。

有关本症的处理有如下方法：

❶ 尿失禁重在预防，产后在身体尚未充分得到恢复之前，不宜过早地进行剧烈运动，或从事重体力劳动。

❷ 产褥期应尽量避免感冒，防止剧烈咳嗽，避免便秘，防止经常过度用力排便。

❸ 在治疗方面，可针灸关元、气海两穴位，也可采用中医补气升提法治疗，常用处方为：党参 15 克，黄芪 15 克，焦白术 10 克，金樱子 15 克，乌药 6 克，益智仁 30 克，桑螵蛸 10 克，覆盆子 15 克，升麻 6 克，水煎，每日 1 剂，分两次服。

❹ 提肛（缩肛）锻炼，每日 50 次或更多。

❺ "凯格尔操"疗法，这是目前国外流行的一种加强控制盆底肌群的训练方法。该操通过提高尿道口周围区域的肌肉张力而达到治疗尿失禁的目的。训练方法是：每天只需安排两次各 10 分钟的收缩（憋尿动作）训练。一般在开始训练时，收缩时间可适当短些，如可收缩 3 秒钟后放松 3 秒钟，以后逐渐延长收缩时间，直到收缩 10 秒放松 10 秒钟为止。然后再练习快速短促地抽动耻骨尾骨肌，尽可能快地反复收缩放松该肌肉，要持续数分钟，以每天收缩 300 次为宜。

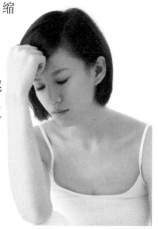

温 馨 提 示

做凯格尔运动，可以帮助缩短复原时间，使松弛的肌肉组织恢复功能，不仅对产后的复原有帮助，对于年纪逐渐增长以后所导致的子宫脱垂和应力性尿失禁都有预防的作用。所以，最好能把做运动当成习惯，坚持下去。

产后排尿困难的护理方法

有些新妈妈，尤其是初次生产的新妈妈，在产后的一段时间内会出现排尿困难的窘况。有的新妈妈虽然膀胱里充满了尿液，但却没有尿意；有的则是膀胱里充满尿液，想排尿却排不出来；还有的新妈妈即使能排尿，但却不能自行控制排尿，排出的尿量很少，总是排不干净。产后排尿困难会影响新妈妈康复，甚至增加产后出血及泌尿系统感染的概率。那么，排尿困难时，新妈妈该怎么办呢？

◎揪出产后排尿困难的元凶

妊娠晚期，随着胎儿的不断增大，子宫对膀胱的压迫也越来越严重，从而使膀胱肌肉的张力降低。在分娩时，胎头还会长时间压迫膀胱，使膀胱肌肉的收缩力进一步减弱。由于膀胱肌肉张力和收缩功能已经减弱，产后短时间内还无法恢复，因此，膀胱无法将其中的尿液排净。产后，新妈妈腹壁变得松弛，腹压也降低了，因此，难以运用腹压来排尿。

如果新妈妈在分娩时做了会阴切开术，排尿时会由于尿液刺激伤口引起疼痛，导致尿道括约肌痉挛，从而造成产后排尿困难。

有些新妈妈由于不习惯在床上排尿也会引起排尿困难。

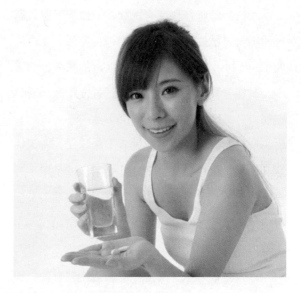

◎避开产后排尿困难的妙招

产前应避免膀胱积尿和过度膨胀，以免导致产后排尿困难。

产后，新妈妈应尽早主动定时排尿，不要等到有尿意再排尿，以防膀胱太满而引起炎症。另外，排尿后仍应定时检查耻骨上方膀胱是否已经胀满。

在产后短时间内可多吃些带汤的饮食，多喝红糖水，使膀胱迅速充盈起来，以强化尿意。

产后如不能排出尿液，可用滴水声来诱导排尿。如果诱导无效，可用热水袋敷下腹部，或用温开水洗外阴及尿道周围。

请中医医生针灸中极、关元、气海、阴陵泉等穴位，可刺激膀胱肌肉的收缩，从而诱导排尿。

如果排尿困难较严重，且各种诱导排尿法均无效，必要时在膀胱功能恢复前，可置入导尿管，以帮助排尿。

必要时，新妈妈应在医生指导下使用抗生素来预防泌尿系统感染。

怎样防治产后子宫脱垂

◎子宫脱垂的症状

新妈妈如发生子宫脱垂，就会感到下腹、外阴及阴道有向下坠胀感，并有腰酸背痛的症状，若久立、活动量大时，这种感受更加明显，严重者将影响活动。属于早期子宫脱垂或症状较轻者，可取平卧位或稍坐一会儿，使阴部恢复常态；重症子宫脱垂则不易恢复，即使用手帮助回纳，起立后仍可能向外脱出。如果子宫脱垂的同时，还伴有膀胱膨胀，往往会有尿频、排尿困难或尿失禁等症；若子宫脱垂兼有直肠膨出，还可出现排便困难。

◎造成子宫脱垂的原因

一是急产，即产程从子宫规律阵缩到胎儿娩出少于 3 小时，由于骨盆底组织和阴道肌肉没有经过渐进的扩张过程，而被突然的强大胎头压迫撕破，又未能及时修补，就会造成子宫脱垂。二是滞产，也容易造成子宫脱垂。

子宫脱垂因程度不同，有轻、中、重度之分。轻度子宫脱垂（Ⅰ度），此类患者大多数没有什么感觉，有的可在长期站立或重体力劳动后感到腰酸下坠；中度子宫脱垂（Ⅱ度），部分子宫颈或子宫体脱出体外，在阴道外；重度子宫脱垂（Ⅲ度），即整个子宫颈与子宫体全部暴露于阴道口外。

◎预防子宫脱垂的方法

不要生育过多、过密，以免影响母体健康。产后如有组织破裂，必须及时修补。产后 2 周，应开始做膝胸卧位体操，每天 2～3 次，每次 15 分钟，这样可使子宫位置尽快复原到正前倾位。充分休息，产后生殖器恢复正常需 42 天，在此期间应充分休息，避免过早参加重体力劳动，如挑重担、手提重物，以及长时间下蹲等活动。卧床休息时，不要总仰卧，要经常变换休息姿势。

怎样防治产后盆腔静脉曲张

盆腔静脉曲张，是指盆腔内长期瘀血、血管壁弹性消失、血流不畅、静脉怒张弯曲的一种病变。主要症状为下腹部坠痛，平卧时减轻，此外常伴以腰骶部疼痛，月经过多及白带增加。防治方法有以下几种。

❶产后要注意卧床休息，随时变换体位，避免长时间的下蹲、站立、坐等姿势。

❷保持大便通畅，若有便秘发生，应早、晚服蜂蜜1匙，多吃新鲜蔬菜、水果。

❸经医院确诊为盆腔瘀血后，常按摩下腹部，用手掌在下腹部作正反方向圆形按摩，并同时在尾骶部进行上下来回按摩，1日2次，每次10～15遍。

❹用活血化瘀、芳香理气的药物热熨，可选川芎、乳香、广香、小茴香、路路通、红花等各15克，炒热后装布袋中，熨帖下腹部、腰脊和尾骶周围。

❺做缩肛运动，即将肛门向上收缩，如大便完了时收缩肛门一样，每天做5～6次，每次收缩10～20次。

❻平卧床上，两脚踏床，紧靠臀部，两手臂平放在身体的两侧，然后腰部用力，将臀部抬高、放下，每天做2次，每次20遍左右，以后可逐渐增加。

❼手扶桌边或床边，两足并拢做下蹲、起立运动，每天2次，每次做5～10遍。

❽如果症状较严重者，除做以上锻炼外，还可采用膝胸卧位，即胸部紧贴床，臀部抬高，大腿必须与小腿呈直角，每天2次，每次15分钟左右，这种姿势可使症状很快缓解。

❾卧床休息时，最好采取侧卧位。

❿在可能的情况下，卧床时可采取头低、脚高的体位。

温馨提示

一般来说，产后腰腿疼痛经过几个月到1年，疾病会自然缓解。如果长期不愈，可采用推拿、理疗等方法治疗，并遵医嘱服用消炎止痛药。

产后腹痛的应对方法

新妈妈在艰难的分娩后，可能会发生腹部阵发性疼痛，一般在产后1～4天消失。产后腹痛分出血后产后腹痛与瘀血停滞型产后腹痛两种情况：

◎出血后产后腹痛的应对方法

当新妈妈发生出血后产后腹痛时，可以采取以下措施来缓解：

❶卧床休息，保证充分睡眠，避免久站、久坐、久蹲，防止子宫下垂、脱肛等病的发生。

❷保证充足的营养，可选择食用一些药膳，如人参粥、扁豆粥、猪肾粥、红杞鲫鱼汤、当归生姜羊肉汤等。

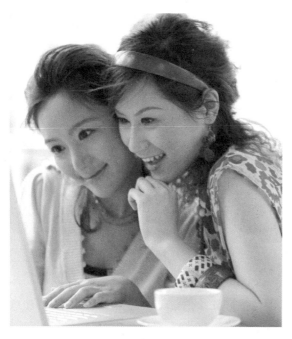

❸ 用热毛巾热敷痛处，或用灸条灸关元穴（脐下3寸，即脐下约3横指，这里的"寸"指中医同身寸）、中极穴（脐下4寸，即脐下4横指），或将盐炒热装布袋热熨痛处，或熨关元穴、中极穴。大便结燥者可服麻仁丸，早晚服蜂蜜1匙。多吃新鲜蔬菜、水果，如香蕉、地瓜、西瓜、西红柿等，以润肠通便。

❹ 如果疼痛现象超过一周，并为连续腹痛，或伴有恶露量多、色暗红、多血块、有臭气味，这多属于盆腔有炎症，应尽快上医院诊治。

◎瘀血停滞型产后腹痛的应对方法

新妈妈在月子里若起居不慎，受生冷，或腹部触冒风寒，或用冷水洗涤，容易使寒气进入身体，导致气血运行不畅，发生瘀血停滞引起的产后腹痛。也有的新妈妈因为产后过悲、过忧、过怒，致使肝郁气滞，使气血瘀阻，造成腹痛。如果新妈妈在产后没有得到良好的护理，站立、蹲下、坐、卧时间过长，保持同一个姿势时间过久，也容易引起瘀血停留，造成下腹疼痛坠胀，甚至引起腰酸、尾骶部疼痛。

发生瘀血停滞引起的腹痛时，可用以下方法进行镇痛和缓解：

❶ 保持心情愉快，避免各种精神刺激因素。

❷ 注意保暖防风，尤其要保护下腹部，忌用冷水洗浴。可用热毛巾热敷痛处或气海穴、中极穴。

❸ 不可久站、久坐、久蹲，睡眠时应变换多种睡姿，持久体位容易造成盆腔瘀血。

❹ 可选用生姜红糖汤、当归生姜羊肉汤等。小腹胀痛、胸肋胀满的新妈妈可多食金橘饼、韭菜。忌食生冷瓜果、饮料。

怎样避免产后风的危害

常听人说坐月子时不能着凉，不能吹风，要不然就会得月子里的风湿病，以后还不容易治。其实，这种月子里的风湿病就是产后风，指新妈妈在分娩后由于感受风寒及其他原因导致的一系列病症。产后风一般在产后8周后出现症状，如果不及时治疗，就有可能持续几个月甚至几年，因此，一定要注意。那么，新妈妈怎么做才能避免这种伤害呢？

◎产后风的诱因有哪些

分娩后身体虚弱，如果不注意保暖，使身体受到风寒，寒气就会从下腹部开始扩散到全身。

产后，由于分娩时血液损失过多，营养一时还供应不足，会影响血液循环，再加上新妈妈的关节内滑液分泌不良，因此，稍微劳累就会出现手腕发麻等症状。

新妈妈产后情绪忧郁、急躁、易生气，也会增加产后风的概率。

过早过性生活，也容易发生产后风。

相对而言，高龄分娩、难产、剖宫产、多次流产的新妈妈更易患产后风。

◎产后风的表现

产后眩晕、头沉或疼痛，腰部、膝盖、足踝、手腕等部位发麻、疼痛，冒冷汗，身体发冷，寒战等。病情严重时，即使炎热的夏天，新妈妈也要穿棉衣，没有被子则不能入睡。

◎产后风的应对方案

注意防寒保暖

新妈妈在坐月子期间应避免受寒，不能吹冷

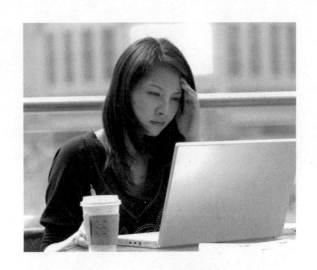

风，不能喝凉水，更不要用冷水洗手、洗脸。尤其秋冬等寒冷的季节，在日常通风的同时要注意及时关窗户，以防新妈妈着凉。

避免身体劳累

产后虽然应尽早下床活动，但并不主张大量活动，一般在产后2～3周内不能过度活动关节，新妈妈应多休息，避免身体过度疲劳。

保持心情愉快

情绪不佳也会引起产后风，因此，产后的新妈妈应注意避免精神刺激，不吃刺激性食物，保持心情愉悦。

必要时接受中医治疗

如果新妈妈已经患有产后风，那么最好在未出月子时就开始诊治，以免出了月子增加治疗难度。必要时，可接受中医补血养气祛风湿方面的治疗。

产后痔疮的应对策略

痔疮是指肛管直肠静脉丛迂回曲张所致的静脉团块，是一种十分常见的疾病，尤其是妊娠、分娩后的女性，更易患痔疮。产后，新妈妈一旦患痔疮，不但会造成身体上的不适，还会增加新妈妈的精神负担，因此，应及时防治。

◎ 认识产后痔

产后痔通常在产后 2 ~ 3 周内出现。根据发生部位不同，产后痔可分为内痔、外痔、混合痔 3 种类型。

◎ 内痔

通常发生在肛管齿状线以上的为内痔，一般不痛，主要症状为便血、痔核脱出，内痔严重时会喷血，痔核脱出后不能自行还纳。此外，还会伴有大便困难、便后擦不干净、有坠胀感等症状。根据内痔的症状又可分为 4 度。

Ⅰ度：排便时带血，没有疼痛感，痔核不会脱出。

Ⅱ度：排便时带血、滴血甚至射血；痔核在排便时脱出，但便后可自行还纳。

Ⅲ度：排便时以及因咳嗽、负重、劳累引起腹压增加时，都会发生痔核脱出，需要用手将其还纳。

Ⅳ度：痔核长期暴露在肛门外，不能还纳，即使还纳又会立即脱出。

◎ 外痔

外痔位于齿状线以下，主要症状为疼痛、肿块，通常肛门周围会长有大小不等、形状不一的皮赘。根据不同病理特点，外痔又分为结缔组织性、静脉曲张性、血栓性及炎性 4 种。其中，以炎性外痔最为常见，主要表现为肛缘皮肤皱襞凸起、红肿热痛、充血明显、有压痛、排便时疼痛加重、有少量分泌物，有时还会伴有全身不适和发热。

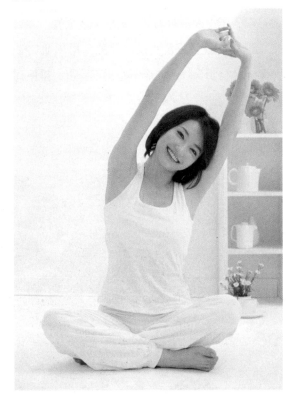

◎混合痔

混合痔兼有内痔和外痔的症状，在同一部位的齿状线上下均会发生，主要症状为直肠黏膜及皮肤脱出、坠胀、疼痛、反复感染等。

◎导致产后痔的原因

很多妈妈在妊娠期间便已患有痔疮。产后，由于各种因素的影响，常常会使原有的痔疮加重；或者即使之前没有痔疮，产后也往往易发产后痔。导致产后痔的原因如下：

产后，随着胎儿的娩出，胃肠恢复到正常位置，由于压迫因素的去除，肠蠕动会变慢。

再加上分娩后盆腔肌肉及肛门周围肌肉过分紧绷，会阴伤口疼痛令新妈妈不敢用力排便。

新妈妈产后多采取卧位，活动少，腹壁松弛，导致排便无力。

产后饮食多为少渣食物，缺乏膳食纤维，导致肠蠕动变差。

◎产后痔的应对策略

保证水分的摄取

建议新妈妈产后多喝水，增加肠道水分，从而增强肠道蠕动。每天早晨，最好空腹饮蜂蜜水，有通便润肠的功效。

注意饮食

多吃各种绿叶蔬菜、根茎类蔬菜、水果及五谷杂粮等高纤维的食物，这些食物中的膳食纤维能作为粪便扩充剂，在肠道内吸收水分而膨胀，增加大便的重量和体积，增强便意，还能软化大便，刺激肠道蠕动，加速粪便在肠道的运转，促进排便，减少直肠末端血管受到腹部的压迫。

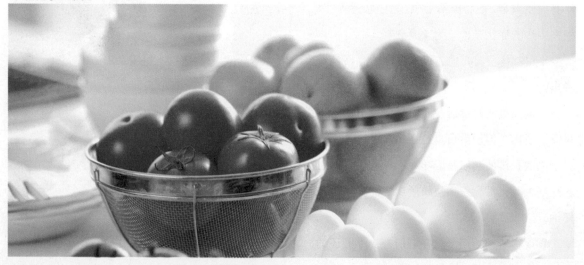

忌食辣椒、胡椒、大蒜、葱等刺激性食物，避免饮酒及咖啡、浓茶等刺激性饮料。

不可暴饮暴食，以免因过量饮食引起胃肠功能紊乱，从而影响直肠肛门静脉的血液回流，不利于产后痔的好转。

尽早下床活动

新妈妈在产后要及早下床活动，以免粪便在肠道内停留时间过久而引起产后痔。另外，平时要避免久站、久坐。

做提肛运动

连续有节奏地做下蹲、站立的动作，每次做1～2分钟。这组动作可促进肛门括约肌收缩，加快局部的血液循环，有利于预防痔疮及肛裂。

适当按摩

新妈妈仰卧，以肚脐为中心按照逆时针方向按摩腹部5分钟，再用手掌从下腹向上震颤推动，缓慢推移至肚脐为止，做10遍。

新妈妈俯卧，在腰部用力向两侧分推20次，在骶尾部用手掌横向按摩，再揉肛门附近的长强穴1分钟。

生活调养

新妈妈在有便意时要及时排便，并养成每天定时排便的好习惯。另外，还要保持肛门清洁，促进肛门的血液循环，消除水肿，预防外痔。

药物治疗

当产后痔发生充血、水肿时，可采用坐浴药或软膏治疗。如果痔核脱出过大，且发生水肿，先在痔的表面涂些油膏，再用手指将充血、水肿部分慢慢推至肛门内。

怎样预防产后恶露不下

妈妈生产后，一般都会有含有血液、坏死蜕膜等组织的子宫内膜脱落，形成恶露，经由阴道排出。但是有些妈妈由于宫缩乏力，或者是因寒凉、暑热以及心情抑郁导致气血瘀滞，使得体内恶露停蓄不下，或所下甚少。

恶露不下，瘀血、黏液、子宫内膜蜕膜组织等就会淤积在子宫内，子宫便不能很好地收缩，而子宫内剥落了胎盘之后所留下的创面也不能及时愈合，因此，产后恶露不下的妈妈身体恢复缓慢。此外，恶露不下会降低妈妈血液循环和新陈代谢的速度，从而影响营养消化吸收，增加妈妈产后恢复的压力，有时还会引起腹痛、发热等症状。

◎ 预防与治疗

❶ 产后不要一直卧床，6小时后就可以下床排便了，活动可以加速血液循环，促进恶露排出。

❷ 注意做好保暖。如果没有其他特殊的病变和症状，可采取局部保暖、热敷、按摩等措施来解除肌肉和关节的疲劳。

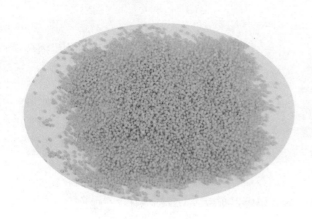

③ 加强营养，避免身体太弱，子宫收缩无力造成的恶露不下。

④ 保证良好的休息，睡眠时采取合适的体位，不宜睡软床。

⑤ 保持心情愉悦，也是加强身体活力，帮助恶露早日排尽的方法。

⑥ 恶露不下时，可以食用一些活血化瘀的温性食物，如红糖、小米、米酒、姜等，同时远离生冷、寒凉食物。

温 馨 提 示

产后第 1 周，血性恶露量最多，几乎都是血液。如果没有掺杂血块则是正常的；如果掺杂着血块，要立即请医生诊治。

产后恶露不尽的调理

胎儿娩出后，子宫内遗留的余血和浊液，称为"恶露"。正常情况下，一般在产后 20 天以内，恶露即可排除干净。但如果超过这段时间仍然淋漓不尽者，即为"恶露不尽"。

◎恶露不尽的原因

子宫恢复不良：胎盘从子宫内剥落时，会留下较大的创面。如果子宫收缩不全，这个创面难以愈合，流血情况就会持续，于是血性恶露不断出现，形成了恶露不尽。

子宫内膜发炎：子宫内膜发炎，蜕膜组织断续排出，从而造成恶露淋漓不尽。

宫腔感染：产后若没有定时按照正确的方法保持外阴清洁，有可能造成宫腔感染，引起子宫内膜或宫颈发炎。在恶露未尽时，清洗外阴不到位，进行盆浴、性生活，都会使细菌或病毒进入子宫造成宫腔感染，从而导致恶露不尽。

◎恶露不尽的危害

❶ 产后恶露不尽有可能导致局部和全身感染，严重者可发生败血症。

❷ 恶露不尽还易诱发晚期产后出血，甚至大出血休克，危及产妇的生命。

❸ 剖宫产所导致的产后恶露不尽还容易引起切口感染、裂开或愈合不良，甚至需要切除子宫。

◎恶露不尽的调理

❶ 注意饮食：新妈妈在月子期间要多进食营养丰富的食物，同时口味要清淡，并避免辛辣寒凉，以免强烈刺激子宫，使子宫恢复不良，造成恶露不尽。另外，具有活血化瘀作用的食物，如红糖、生化汤等不能服用太久，否则会增加出血量，也会引起恶露淋漓不尽。食用红糖最好不要超过 10 天，生化汤则不能超过 1 周。

❷ 室内空气要流通，祛除秽浊之气，以利机体气血早日复原。鼓励产妇适当起床活动，有助于气血运行和子宫余浊的排出。

❸ 每天清洗两次阴部，在恶露未尽前，不盆浴，不过性生活，避免细菌进入开放的子宫造成宫腔的感染。

❹ 要及时去医院做相关的检查，确定病因，积极配合医生的治疗。如果是子宫收缩不良，除了要配合医生治疗外，还可以采用食疗方法辅助调养。

如何防止晚期产后出血

分娩 24 小时以后，在整个产褥期内发生的子宫大量出血，称晚期产后出血。以产后 1 ~ 2 周发病最常见，少数迟至 6 ~ 8 周。表现为阴道间断性或持续性流血，或为急剧性大量出血。新妈妈常因失血过多而导致严重贫血、失血性休克和感染等。随着剖宫产率的增加，发生在术后的晚期产后出血，近几年明显上升。形成原因、症状及治疗方法，分别陈述如下。

◎主要病因

一是胎盘、胎膜残留，为最常见的原因。二是子宫复旧不全、胎盘附着部位复旧不全。三是剖宫产术后晚期出血，多发生于术后 2 ~ 6 周。四是多因切口影响子宫收缩，或缝线溶解、松脱，

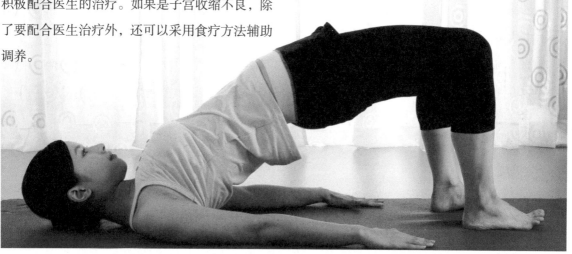

或感染使刀口裂开；或因缝线过密造成局部缺血坏死；或切口选择过低，接近宫颈外口，此处组织结构以结缔组织为多，故愈合能力差，出血较为严重。其他原因还有滋养细胞疾病、子宫黏膜下肌瘤、子宫颈癌、性生活损伤等，均可导致晚期产后出血。

◎ 临床表现

一是一般新妈妈在分娩 24 小时后，都会有少量的血性液体从阴道流出来，且随着时间的推移，这种现象会渐渐消失。但个别新妈妈产后 5 ～ 6 天，仍存在子宫大量出血，就不正常了。这种晚期出血应引起高度重视。二是晚期产后出血多发生在分娩后数日，甚至 30 天之后，可以表现为产后持续阴道出血，少量、中量或大量出血或于分娩后突然大量出血。三是不同原因所致的出血期临床表现有所差别，如剖宫产后的出血者可能发生在产褥末期，多表现为急性反复大出血。胎盘及胎膜残留，或胎盘息肉所致的大出血，在发生大出血前可连续有少量阴道出血，恶露增多，一般无腹痛症状，但失血过多、过急，可致休克，应引起高度注意。

◎ 预防措施

一是因引起晚期产后出血的原因大多是胎盘及胎膜残留，这就要求医护工作人员在胎盘娩出后，必须仔细检查胎盘或胎膜有无残留，胎膜边缘有无断裂的血管残痕等，均需及时处理。二是剖宫产的子宫切口必须看清楚出血点；结扎后再缝合子宫，缝合松紧间隔要适当。三是对于新妈妈自己来讲，应该警惕如下现象，比如产后阴道出血时间较长，或伴有异味等，就应及时就医，提高自我防范的能力。

◎ 治疗方法

一是产后有少量或中量流血、持续不净者，医生会给予缩宫素、麦角生物碱、益母草膏、生化汤、云南白药等止血，促进子宫收缩；同时适当应用广谱抗生素以抗感染治疗，辅以维生素等支持疗法。二是对疑有胎盘、胎膜残留，或胎膜附着部位复旧不全者，刮宫一般能奏效。三是对剖宫产后出血患者的处理，可用宫缩剂。四是如有滋养细胞或其他肿瘤者，医生会做相应的治疗。

温馨提示

发生急性大量出血的新妈妈，应及时入院输液、输血治疗，以避免发生休克。剖宫产后子宫切口裂开出血，在治疗无效时需做子宫全切除术或次全切除术。

新妈妈乳头皲裂的防治

产后，新妈妈第一次哺乳时一般都会出现乳头上的某个部分有个小裂口或擦破皮的现象，当宝宝吸吮时会有疼痛感。这就是乳头皲裂，又称乳头破裂。对于产后乳头皲裂，新妈妈应该如何应对呢？

◎乳头皲裂的原因

产后对乳头护理不当，是导致乳头皲裂的原因之一。如果新妈妈有乳头内陷或乳头扁平的情况，并且在怀孕期间没有处理好，那么产后宝宝吸吮乳头会比较困难，乳头也容易发生损伤和皲裂，有时候还会出血。

◎乳头皲裂重在预防

乳头一旦破裂，在哺乳时会感觉十分疼痛，因此，新妈妈常常不敢喂奶。这样，乳房就会因经常不得排空而导致乳汁分泌逐渐减少，如果再造成乳汁淤积，细菌由裂口进入，便会引起急性乳腺炎，甚至乳房脓肿。因此，乳头皲裂对母婴影响较大。为了避免哺乳期间发生乳头破裂，在怀孕 6 ~ 7 个月以后准妈妈就应每天用毛巾蘸弱碱性的肥皂水、热水反复擦洗乳头，使乳头表皮增殖、变厚、富于弹性，不易破裂。对于乳头扁平或凹陷的准妈妈，在擦洗后，还要牵拉乳头数次，以帮助乳头向外突起，以免导致产后宝宝吸

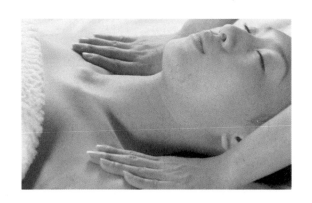

吮困难。产后要注意保持乳头清洁，可将植物油涂在乳头上，去除乳头上的积垢，使痂皮变软，然后用温热水洗净。哺乳前后，要用温开水清洗乳头，并用干净的乳罩和消毒纱布盖好。喂完奶后，不要让宝宝含着乳头睡觉，以免乳头被浸软而易皲裂。

◎乳头皲裂怎么办

可先用温开水洗净皲裂部分。

再涂以 10% 的鱼肝油铋剂或复方安息香酊，也可将等量的黄柏粉、白芷粉用香油或蜂蜜调匀后涂敷在患处。

喂奶前，先将乳头上的药物洗净，并用乳头护罩或消毒纱布保护乳头。

如果乳头皲裂较严重，应停止喂奶 24 ~ 48 小时。在这段时间，新妈妈可以采取人工喂养的方式，也可用吸奶器将乳汁吸出放入奶瓶中喂宝宝。

产后乳腺炎的防治方法

新妈妈坐月子期间，正是乳腺炎的高发阶段，尤其是急性乳腺炎，有的新妈妈甚至还没有开始哺育宝宝就患上了产后乳腺炎。产后乳腺炎不仅会妨碍母乳喂养，而且还会影响新妈妈的健康。在产褥期要想避免乳腺炎，新妈妈不妨看看下面的内容。

◎ 认识产后乳腺炎

产后乳腺炎以急性乳腺炎为主，常由金黄色葡萄球菌或链球菌沿淋巴管入侵所致，会在短期内形成脓肿，多见于产后 2 ~ 6 周采取母乳喂养的新妈妈，尤其是初产妇。

病菌一般从新妈妈乳头破口或皲裂处侵入引发感染，有时也可直接侵入引起感染。一旦发病，常常给新妈妈带来极大的痛苦，因此，预防重于治疗。

◎ 产后乳腺炎的三大诱因

病菌入侵

产后乳腺炎主要由病菌通过乳头皮肤的破损处入侵所致。初产妇在哺乳时，通常都会出现不同程度的乳头皲裂、糜烂或细小溃疡，这样就给病菌入侵提供了有利条件。病菌会经入口沿淋巴管扩散到乳腺实质，从而形成感染病灶。

如果宝宝患有口腔炎，也容易导致病菌直接侵入乳管，并上行到乳腺小叶，再扩散到乳房间质。另外，宝宝含乳头睡觉也容易使病菌入侵而导致乳腺发炎。

乳汁淤积

如果哺乳妈妈出现乳汁淤积的情况，也可能导致乳腺炎，这是因为乳汁淤积有利于侵入病菌的生长繁殖。一般造成乳汁淤积的情况有以下几种：

新妈妈乳头发育不良，如乳头过小或内陷等，都会影响宝宝吸吮，从而造成乳汁淤积。

新妈妈授乳经验不足、乳汁过多、宝宝吸乳较差，都会导致乳汁不能完全排空而造成乳汁淤积。

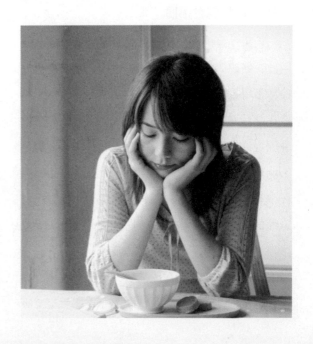

初产妇的乳汁中含有较多的脱落上皮细胞，容易堵塞乳腺管，使乳汁淤积加重，如不及时疏通极易发生乳腺炎。

新妈妈免疫力下降

如果新妈妈免疫力良好，一般病变会停留在轻度炎症或蜂窝组织炎期，可以逐渐自行吸收。但如果免疫力变差，就容易导致感染扩散，形成脓肿，甚至脓毒血症。因此，新妈妈产后应注意营养补充，防止免疫力下降，并保持乳头干爽，以降低产后乳腺炎的发病率。

◎ 产后乳腺炎的症状

由于产后乳腺炎多为急性乳腺炎，因此，此处重点介绍急性乳腺炎的症状表现。急性乳腺炎在病情发展的不同阶段，其症状表现也不相同，通常分为早期、化脓期及溃后期 3 个阶段。

早期症状

新妈妈乳房胀满、疼痛，哺乳时疼痛加重。

乳汁分泌不佳，乳房可能出现肿块，皮肤微红。

有时还会伴随全身不适、食欲欠佳、胸闷烦躁等症状。

化脓期症状

开始时，局部乳房变硬，肿块逐渐增大，通常会伴有高热、寒战、全身乏力、大便干燥、脉搏加快、患侧淋巴结肿大、白细胞增高等症状。

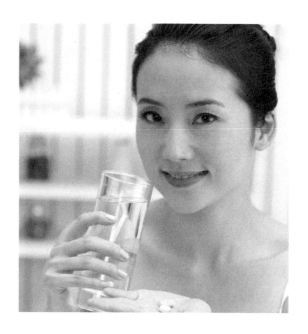

常在 4 ～ 5 日内形成脓肿。

脓肿形成后，乳房出现跳痛，局部皮肤红肿透亮，肿块中央变软，按压时有波动感。如果乳房脓肿在深部，还可出现整个乳房肿胀、疼痛、高热等症状，但局部皮肤红肿及波动感不明显。有时，同一个乳房内可同时或先后存在几个脓腔。

溃后期症状

脓肿如果位于乳房的浅表部位，常可穿破皮肤，形成溃烂，或乳汁从创口处溢出而形成乳瘘。

脓肿如果位于乳房的较深部位，可穿过乳房及胸大肌间的脂肪，形成乳房后位脓肿，严重时可导致脓毒败血症。

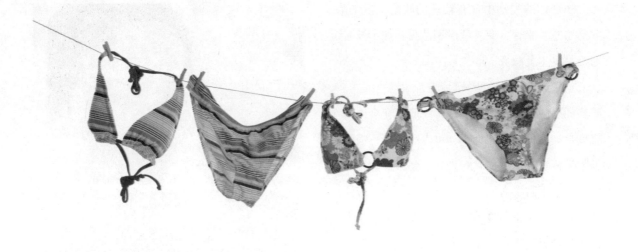

◎ **应对产后乳腺炎的8个良策**

从孕期开始护理乳头

从怀孕4~5个月开始，准妈妈就应常用温肥皂水和柔软的毛巾擦洗乳头，以增强表皮的坚韧性，可预防哺乳时乳头破裂。

保持乳房及乳头清洁

产后，每次喂奶前，要用温开水将乳头、乳晕洗净，保持皮肤干爽、卫生，如果乳头有汗水浸渍或脏东西要及时洗掉。哺乳后，也要清洁乳头及乳晕，另外，乳房整体的清洁也很重要，可用干净的热毛巾擦拭。

尽量排空乳房

新妈妈每次喂奶时都应尽量让宝宝吸空乳汁。如果未吸完，可轻轻按摩将乳汁挤出，或用吸奶器吸出，以防止局部乳汁淤滞而引发炎症。

正确哺乳

哺乳时，新妈妈最好采取坐式或半坐式；不要让宝宝只含到乳头，应将乳晕也一同含住，以免造成乳头皲裂；不要让宝宝含乳头睡觉，否则易造成切咬乳头和用力吸吮，使乳头受伤而诱发感染。

注意护理乳头伤口

当新妈妈的乳头有伤口时，最好涂硼酸软膏加以保护。如果乳头皲裂很深、疼痛较严重，或一直不见好转，应停止哺乳，可以用吸奶器吸出乳汁再喂宝宝。这时，新妈妈一定要抓紧时间治疗乳头伤口。

避免戴有钢托的胸罩

有钢托的胸罩会挤压乳腺管，造成局部乳汁淤积，导致急性乳腺炎。新妈妈如果担心因乳汁充盈而造成乳房下垂，可戴专门的哺乳胸罩，但一定不要戴有钢托的胸罩。

做好回奶处理

如果打算结束母乳喂养，新妈妈在减少哺乳次数的同时，也要做好回奶护理。麦芽具有不错的回奶效果，不妨善加利用，可将麦芽、山楂各60克煎汤后代茶饮。

有问题时及时就医

产后一旦发生乳汁淤积，应及时排空乳房，并通过局部理疗进行疏通，再以双手将乳汁挤出，以迅速缓解乳胀，保持乳腺管通畅。如果新妈妈自己挤奶有困难，应及早就医。

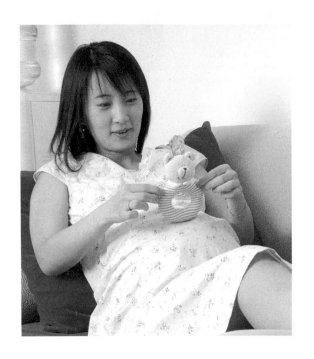

◎ 改善产后乳腺炎的 4 个妙方

橘核饮。将 30 克橘核与适量水煎服，一般 2 ~ 3 剂即可有效预防乳汁淤积。

葱汁外敷法。将 1 根鲜葱去皮，洗净，与少许冷开水一同榨汁，滤渣取汁，用消毒纱布吸取葱汁，包敷在乳房上，再用一条热毛巾覆盖上，待毛巾凉后重新更换热毛巾。

黄花醋敷法。适量鲜黄花菜洗净，捣烂后与适量醋混匀，外敷在患处，每日换敷 2 次。

鹿角粥。将 30 克鹿角片用纱布包好，粳米 150 克淘洗干净，将鹿角片包、粳米一同放入锅中，加适量水，以小火煮成粥，待粥熟后取出鹿角片包，加红糖调味即可食用。此方具有温通养阳、托疮生肌的功效，适用于产后乳腺炎。

产后耻骨疼痛的应对方法

耻骨疼痛并非是产后才出现的，很多妈妈在妊娠期间便已经出现了疼痛症状。那么，耻骨疼痛到底是怎么回事呢？

◎ 造成耻骨疼痛的原因

耻骨分为左右两块，中间靠软骨连接，形成了耻骨联合，上下附有韧带。怀孕期间，尤其是孕晚期，由于激素分泌的影响，使耻骨联合软骨及韧带变得松弛了。到了分娩时，准妈妈的身体会为胎儿的娩出做准备，骨盆会暂时扩大，耻骨联合处也会出现轻度分离。产后，随着新妈妈体内孕激素分泌恢复正常，松弛的韧带及软骨也会随之恢复正常。但少数新妈妈由于孕激素分泌过盛，致使韧带过度松弛，导致耻骨联合分离较严重，产后愈合较慢。另外，产程过长、胎儿过大、分娩时用力不当、姿势不正以及腰骶部受寒等多种因素，会造成产中及产后骨盆收缩力平衡失调，可能使骶髂关节发生细微错位，从而导致耻骨联合面不能恢复到正常位置而出现疼痛。

◎ **耻骨疼痛的表现**

新妈妈产后经常感到阴毛上端的耻骨部位以及大腿根部疼痛，尤其在走路、下蹲、提重物、上楼梯、排便及性生活时，疼痛更为严重。

走路时重心移动缓慢，影响走路速度，常像鸭子一样走路。

有些新妈妈会出现腰背部、腹股沟区疼痛。

◎ **耻骨疼痛应对有方**

产后应多休息，尽量少上下楼梯，避免提重物，走路时注意放慢速度，迈步不要太大，避免加重耻骨损伤。

站立时两腿要对称，避免因双腿动作过大而引起耻骨疼痛。

睡觉时侧卧，并在双腿之间放置一个枕头。

在床上移动双脚和臀部时，应尽量平行、缓慢地行动。

子宫复旧后可适当游泳，帮助减轻关节的压力，减轻疼痛。

坐着时应避免跨坐，以免使疼痛加剧，最好在背后放置腰枕帮助支撑。

必要时，可使用骨盆腹带。

适当按摩下背部也有利于缓解耻骨疼痛。

产后 3 个月后，如果耻骨疼痛仍未减轻，最好尽快就医。

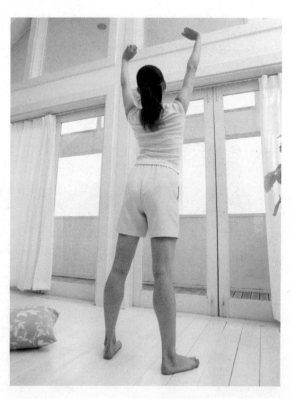

怎样缓解产后手指、腕部疼痛

在分娩时，新妈妈抵抗力较差，加之产后气血两虚，容易使风寒滞留于肌肉和关节中，又因照顾宝宝及家务劳累，使得肌肉关节受到损伤，引起伸腕肌腱炎和腕管综合征。

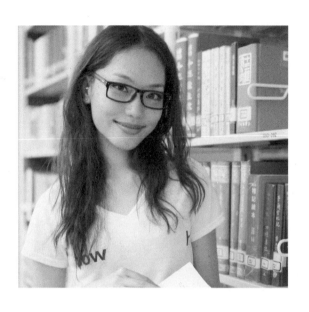

◎ 伸腕肌腱炎

其引起的疼痛，以大拇指和手腕交界处最为明显，特点为腕部酸痛或疼痛，握拳或做拇指的伸展动作时，如写字、握筷子、举杯子及拿奶瓶等活动时会使疼痛加剧，在手腕上能见到条索状肿胀物，如不及时治疗和休息，疼痛会日益加重。

◎ 腕管综合征

腕管综合征是因手臂正中神经在腕管内受累于发炎肿胀的肌肉，引起手指疼痛麻木。开始仅表现为刺痛，经常在睡眠中痛醒，然后活动一下手指，症状会很快消失。但若不及时治疗，数月后还会出现手掌内外肌肉萎缩。

对上述两症，可采取以下方法缓解：

❶ 月子里注意避免不要着凉，室内保持干燥通风，温度不可太低。洗浴时应注意水温不要过低，时间不要过长。

❷ 不要过于劳累，手腕和手指疼痛时必须注意休息，减少家务活动。

❸ 疼痛一发生，应及时去医院就医。在医生的指导下合理用药，千万不要自行用力按摩疼痛处。可适当采用热敷的方法，减轻疼痛。热敷用热毛巾，如能加上一些补气养血、通经活络、祛风湿的中草药，则效果更佳。

温 馨 提 示

减轻产后身体酸痛的方法：休息；泡热水澡；经常请人按摩，尤其是针对酸痛的肌肉；多吃有营养的食物，补充身体需要的能量；多抱宝宝，别只想着自己身体的问题，要转移注意力。

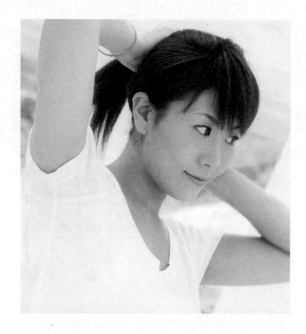

怎样预防产后颈背酸痛

有一些新妈妈在给孩子喂奶后，常感到颈背酸痛，随着喂奶时间的延长，症状会愈加明显，这是哺乳性颈背酸痛症。

◎引起颈背酸痛的原因

❶ 新妈妈不良的姿势。一般哺乳母亲在给小孩喂奶时，都喜欢低头看着小孩吮奶，由于每次喂奶的时间较长，且每天数次，时间长了，就容易使颈背部的肌肉紧张而疲劳，产生酸痛不适感。有的人为了夜间能照顾孩子，习惯固定一个姿势睡觉，造成颈椎侧弯，引起单侧的颈背肌肉紧张疲劳，也会引起颈背酸痛。

❷ 女性生理因素与职业的影响。由于女性颈部的肌肉、韧带张力与男性相比显得相对较弱，尤其是在产前长期从事低头伏案工作的女性（如会计、打字员、编辑、缝纫师等），如果营养不足，休息不佳，加上平时身体素质较差，在哺乳时就更容易引起颈、背、肩等部位的肌肉、韧带、结缔组织劳损，而引发疼痛和酸胀不适。

❸ 自身疾病的影响。一些人由于乳头内陷、婴儿吮吸时常含不稳乳头，这就迫使做母亲的要低头照看和随时调整婴儿的头部，加之哺乳时间较长，容易使颈背部肌肉出现劳损而感到疼痛或不适。此外，哺乳母亲患有某些疾病，如颈椎病，也会加剧神经受压的程度，导致颈背酸痛。

预防措施有以下几条：

❶ 及时纠正不良喂奶姿势，避免长时间低头哺乳。

❷ 在给孩子喂奶过程中，可以间断性地做头后仰、颈向左右转动的动作。夜间不要习惯于单侧睡觉。平时要注意活动颈部。

❸ 要在孕期及时治疗颈椎病，消除诱因。

❹ 注意颈背部保暖，夏天避免电风扇、空调直接吹头颈部。

❺ 加强营养，必要时进行自我按摩，以改善颈背部血液循环。

产后腰腿疼的应对方法

产后腰腿痛是困扰新妈妈的又一产后问题，虽然危害并不严重，但日夜缠绵的疼痛却让新妈妈难以忍受。要想预防、改善产后腰腿痛，新妈妈应该怎么做呢？

◎ 产后腰腿痛的症状

产后，腰、臀和腰骶部日夜疼痛，有些新妈妈还伴有一侧腿痛。

疼痛部位多在下肢内侧或外侧，可能伴有下肢沉重、酸软等症状。

在咳嗽、打喷嚏及大便时，会使腹压增加，从而导致疼痛加剧。

◎ 产后腰腿痛的原因

孕期与分娩时的疼痛延伸

妊娠期间，准妈妈的腹部会逐渐变大、向前突起，腰背部的负重也会加大，因此，腰腿部时常感到酸痛。到了分娩时，子宫的阵缩和神经的牵张反射会导致腰骶部及双腿酸痛，再加上分娩时用力过多过大，常常会使腰腿酸痛加剧。到了产后，妊娠、分娩时造成的腰腿痛一时还不能消失，因此，新妈妈仍有腰腿痛的感觉。

产后养护不当导致骶髂关节损伤

产后，如果新妈妈休息不好，如过早地长时间站立、端坐等，都容易引起骶髂关节损伤，造成关节囊周围瘢痕组织粘连，从而引起腰腿疼痛。另外，产后起居不慎，闪挫腰肾，会使产后腰腿痛加剧。

先天性腰骶部疾病

如果新妈妈患有先天性的腰骶部疾病，如骶椎裂、隐性椎弓裂、腰椎骶化等，均会诱发产后腰腿痛。

产后腰腿疼的应对法

产后新妈妈应注意补充营养，尤其是钙、磷等骨骼必需的成分，以免因产后缺钙而导致腰腿痛。

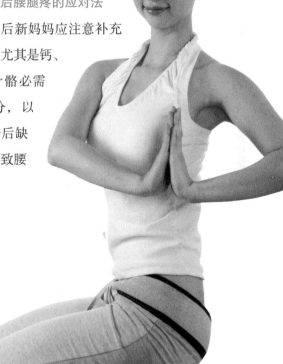

产后注意休息，不要过多过早做家务，不要过早地持久站立和端坐，更不要提物负重。

身体着凉也会引起四肢关节痛，因此，产后新妈妈应注意保暖，不要用冷水洗澡、洗手、洗脚，不要穿拖鞋或者光脚穿凉鞋，最好穿袜子和布鞋，以免导致下肢疼痛。

在身体允许的情况下，新妈妈应每天坚持做产后康复操，保持适度的运动。

产后如果新妈妈出现腰腿痛的症状，可适当用热毛巾外敷，以减轻疼痛。

适当按摩下背部及双腿也能缓解腰腿痛。

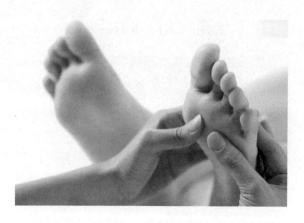

产后足跟痛的应对方法

有的产妇生了小孩后脚后跟痛，每遇潮湿、寒冷则加重。产妇对此不要忽视。

产后足跟痛是因为有的产妇在分娩后不注意足部保暖，爱穿拖鞋，或赤脚穿凉鞋，加上过于疲劳不注意休息，以致足跟疼痛。中医认为，产妇产后体虚，尤以肾气亏虚未复，而感受寒冷以致足跟痛。足跟为肾所主，妇女生产劳损肾气，复遭风寒乘虚而侵袭，以致腰、脚之脉络自行不畅，乃麻痹而作痛。

产后足跟痛表现为站立时足跟疼痛，休息后疼痛减轻，遇热则感舒适，站立、步行稍远或寒冷时则疼痛加重，尤其上下台阶时由于疼痛剧烈，常有身体不适感，有时时间久了，症状会自然消失，但遇冷时又会发病。

预防的方法是，产后不过早地下地干体力劳动或家务活，3个月内不要穿高跟鞋和硬底鞋，穿凉鞋、拖鞋时最好穿上袜子。一旦出现足跟疼痛可每日坚持按摩足跟及全脚掌，并注意保暖，千万不要再受寒。也可请中医师指导，采用以补肾为主的食疗和药疗，积极调养。经过一段时间的保健，是会痊愈的。

温　馨　提　示

产后要充分休息，但并非必须长时间卧床。产后如无特殊情况，应及早下床活动、散步，并做些产后保健操等运动。这样既能避免发生足跟疼痛，又有利于产后身体的恢复。

产后抑郁症的预防

◎产后抑郁症的危害

新妈妈产后情绪低落和抑郁，不仅对自己的身体不利，更会影响宝宝的发育。

◎产后抑郁对妈妈的影响

产后抑郁症会给产妇本人带来痛苦，使她们情绪低沉，郁郁寡欢，有时则觉得有乌云压顶之感，严重者感觉生不如死。食欲不佳，因而较难配合产后的调理，致使营养的摄入较少，消化、吸收也不良，身体恢复自然缓慢。另外，产后抑郁会对神经中枢的活动起到抑制作用，也抑制了新陈代谢的速度，使妈妈体内的瘀血无法排出体外，新的营养就难以吸收，因此，患有产后抑郁的妈妈身体恢复速度就较其他妈妈缓慢。产妇一旦患了抑郁症，很难与丈夫进行有效的交流，也对夫妻关系产生不利影响。

◎产后抑郁对宝宝的影响

一旦出现产后抑郁症，产妇往往不能很好地履行做母亲的职责。对于一个健康产妇而言，养育孩子也是一件非常繁重的工作，若产妇患了抑郁症，则往往更难于应付，会有力不从心之感，有的产妇则根本无法照顾好小宝宝。

此时的宝宝已经有情感上的需求，希望得到妈妈的关怀和爱抚，渴望妈妈的怀抱，但患有产后抑郁的妈妈，情绪低落，甚至对宝宝的哭闹感到烦躁，产生厌恶情绪，有时还会把自己在生产中所承受的痛苦归罪于宝宝，宝宝不但在情感的需求上得不到满足，还感受到妈妈的这种负面情绪，容易变得焦躁不安，难以安抚。

母亲患产后抑郁症，会令孩子在出生后前3个月出现行为困难，比如婴儿较为紧张、较少满足、易疲惫，而且动作发展不良。研究表明，母亲患产后抑郁症会影响婴儿认知能力和性格的发展。母亲产后抑郁症的严重程度与婴儿的不良精神和运动发展呈正比。在产后第一年有抑郁症的母亲，其孩子的认知能力和认知指数均显著低于健康妇女的孩子。

此外，妈妈的抑郁情绪对泌乳素的分泌有抑制作用，所以情绪抑郁的妈妈往往无法分泌足够的乳汁哺喂宝宝，容易使宝宝营养不良。

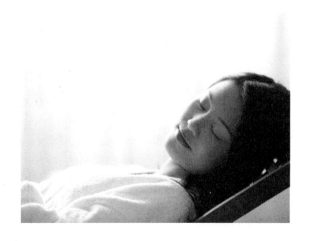

因此，家人和妈妈自己如果察觉产后抑郁的征兆，要及时疏导调整，以免产生更深的影响。

◎ 情绪自测

很多新妈妈都会经历产后情绪上的波动，只是程度各不相同。新妈妈可以根据以下题目进行情绪自测，如果其中5项都符合自己的状况且这种状态持续了2周的时间，则要引起重视，预防产后抑郁症发生。

• 白天情绪低落、昏昏欲睡；夜晚情绪高涨，睡眠质量不佳或严重失眠。

• 时常感到疲惫不堪，对任何事情都提不起兴趣，感到生活索然无味。

• 心烦气躁，坐立不安；容易伤感落泪或无端地放声大哭。

• 精神焦虑不安或呆滞，常为一点小事而恼怒，或者几天不言不语、不吃不喝。

• 思想不能集中，语言表达紊乱，缺乏逻辑性和综合判断能力。

• 有明显的自卑感，常常不由自主地过度自责，对任何事都缺乏自信。

• 自从生了孩子以后，对朋友、邻居都很淡漠，几乎没有交往过。

• 好像对什么都提不起兴趣，以前非常感兴趣的事现在都感到很乏味。

• 对未来不抱任何希望，常因绝望而感到痛不欲生。

• 担心丈夫对自己感到厌烦。

• 食欲大增或大减，体重变化较大。

• 时常有自杀的意念或企图。

• 认为孩子到来后，永远不可能再有属于自己的私人时间。

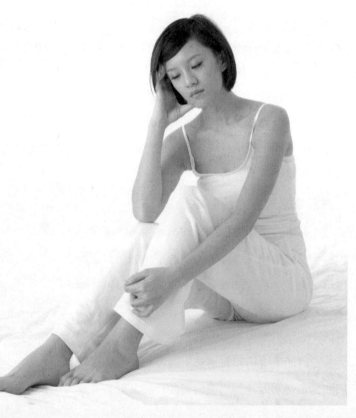

◎积极应对产后抑郁

大多数女性分娩后都经历过所谓的"产后忧郁症"，具体表现为感觉悲伤，总有一种哭泣的冲动。这种状况通常发生在产后 4 天。对大多数新妈妈来说，产后忧郁症只持续几天的时间，若产后长期忧郁，应及时看心理医生。

◎妈妈自身积极调节情绪

关爱自己。由于要忙于照顾孩子，新妈妈可能休息不够。在宝宝睡觉的时间，可以暂时将宝宝托付给亲人看管，自己抓紧时间去休息一下，不要占用这段时间去处理别的事。只有休息好了，心情才会更容易放松。

出去走走，换换心情。新妈妈尽量每天都抽出一点时间来放松一下，而不要总是把自己闷在昏暗的室内睡觉、吃饭或者给孩子喂奶。长期如此得不到有力的情绪宣泄，很容易走向抑郁。不妨进行散步或瑜伽等比较轻柔的运动，其可以使新妈妈的心情变得平静。

和其他新妈妈多沟通。出去认识一些新朋友，和社区、公园里的新妈妈一起聊聊天，有相同经历的人会让新妈妈感觉到自己并不孤独。

积极与新爸爸沟通。有些新妈妈担心自己生孩子后因为体型不好看而影响夫妻感情，也有的新妈妈担心孩子以后的上学、工作等。这些令自

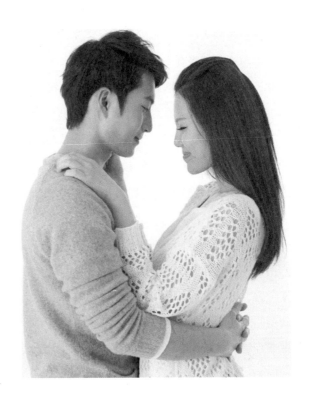

己焦虑的事情请和新爸爸说一说，会发现事情其实并没有那么坏。

寻求医生帮助。如果新妈妈感觉自己的忧郁状况十分严重，自己已经无法应对的话，一定要积极向医生求助，进行有效的产后忧郁症治疗。

◎新爸爸积极从旁帮助

多与新妈妈谈心。新爸爸可以多和新妈妈沟通，问问新妈妈最近的感受，也可以多和新妈妈讲一些笑话、小故事，分享一下自己在外面的有

趣见闻。多聊天谈心，有助于及时释放自己内心的压力与烦恼，当有人能够真诚耐心地来听自己的倾诉时，新妈妈自然就会有一种如释重负的感觉。

帮助新妈妈树立信心。新妈妈的顾虑有很多都基于对自己的不自信、对未来生活的担忧，新爸爸及时细心地安抚与帮助可以起到很大的作用。

生活方面细心照顾。月子里，新爸爸应该尽一切可能包揽家务，这样会让新妈妈心理有一种安全感，觉得新爸爸时刻爱护着自己和孩子。等到新妈妈能够下床走动后，新爸爸要多陪新妈妈散散步等，接触外面的世界也有利于新妈妈走出抑郁的情绪。

温 馨 提 示

自我放松的训练方法：握拳。双手伸直紧握拳头，紧握到手发抖后，再慢慢放松，这个练习能帮助个人体验身体放松与紧绷的感觉。咬牙。咬紧牙关直到不能再紧为止，再慢慢放松，这个方法与握拳有同样的作用。静坐。想象自己置身在山里、海边或任何能使自己心情愉快的地方。

新妈妈哺乳期的用药原则是什么

处于哺乳期的新妈妈，如果在此期间必须用药，则必须按照医嘱服用，并且要严格遵守如下几条原则：

❶ 要避免应用禁用药物，如必须应用，应停止哺乳。

❷ 要谨慎用药，应在临床医生的指导下应用，并密切观察乳儿的反应。

❸ 确定哺乳母亲用药指征，并选择疗效好、半衰期短的药物。使用剂量大或疗程长的药物时，应检测宝宝的血药浓度。

❹ 用药方式，以局部或口服用药最好。尽可能应用最小有效剂量，不要随意加大剂量。

❺ 避开乳汁中药物浓度较高时哺乳，服药前哺乳比服药后哺乳为好。

❻ 哺乳母亲必须用药，但该药对宝宝的安全性又未能证实时，应暂停哺乳或改为人工喂养。

另外，哺乳母亲患病后，用药治病还要坚持以下原则：能用物理疗法的，不用化学疗法；能用食物疗法的，不用药物疗法。总之，哺乳期的母亲用药治病一定要十分慎重，不可随便用药，并坚持在医生指导下合理用药。产褥期应减少不必要的用药，以避免药物不良反应影响母婴健康。

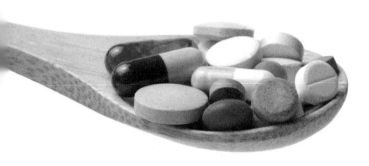

新妈妈应忌服哪些西药

新妈妈分娩后生病用药要特别慎重。大多数药物都能通过血液循环进入乳汁，或使乳汁量减少，或使婴儿中毒、影响乳儿；会损害新生儿的肝功能、抑制骨髓功能、抑制呼吸、引起皮疹等。总体而言，对新生儿影响较大的药物主要有以下几类：

❶ 抗生素，如红霉素、氯霉素、四环素、卡那霉素等。

❷ 镇静、催眠药，如苯巴比妥、地西泮、安定、氯丙嗪等。

❸ 镇痛药，如吗啡、可待因、美沙酮等。

❹ 抗甲状腺药，如碘剂、甲巯咪唑、丙硫氧嘧啶等。

❺ 抗肿瘤药，如氟尿嘧啶等。

❻ 其他药物，如磺胺类、异烟肼、阿司匹林、麦角生物碱、水杨酸钠、利血平等。

总之，新妈妈（哺乳母亲）用药、打针要在医生指导下进行。如果治疗需要上述药物，新妈妈应暂停哺乳，使用人工喂养。

温 馨 提 示

哺乳母亲服用红霉素后，每毫升乳汁中含有0.4～0.6微克的红霉素，就会引起乳儿的肝脏损害，出现黄疸；哺乳母亲服氯霉素，通过乳汁，可使婴儿腹泻、呕吐、呼吸功能不良、循环衰竭及皮肤发灰，形成"灰色婴儿综合征"，此症影响乳儿造血功能。

哺乳母亲使用四环素可使乳儿牙齿发黄；链霉素、卡那霉素可引起乳儿听力障碍；哺乳母亲服用磺胺类药物可引起新生儿黄疸；长时间使用苯巴比妥，可使乳儿产生高铁血红蛋白血症；氯丙嗪和地西泮，也能引起婴儿黄疸。

哺乳母亲使用灭滴灵，则使乳儿出现厌食、呕吐等；麦角生物碱，会使乳儿恶心、呕吐、腹泻、虚弱；利血平则使乳儿鼻塞、昏睡；避孕药会使女婴阴道上皮细胞增生。

新妈妈应忌服哪些中药

新妈妈如哺喂母乳，应忌用以下中药，否则对新妈妈健康及婴儿的身心发育等均会造成有害影响。

❶ 大黄、芒硝、枳壳、枳实、甘遂、大戟、芫花、青皮、牵牛子、车前子等，易伤新妈妈正气，影响乳汁分泌。

❷ 山楂、神曲、麦芽等，均有一定回乳作用，哺乳母亲不宜吃。

❸ 黄芩、黄连、黄柏、金银花、连翘、栀子、大青叶、板蓝根、玄参、生地黄、熟地黄等，过于苦寒或寒凉滋腻，损伤脾胃，影响哺乳母亲食欲，不利于下乳。

❹ 牛膝能引血、引热下行，亦有回乳作用。

❺ 栀子金花丸、回清丸、消积丸、跌打丸、七厘散等，为作用峻猛的中成药，新妈妈哺乳期应慎用。

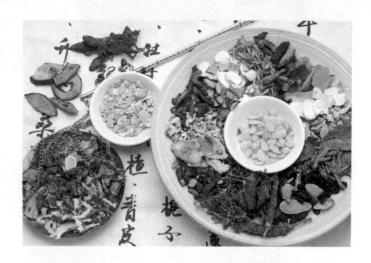

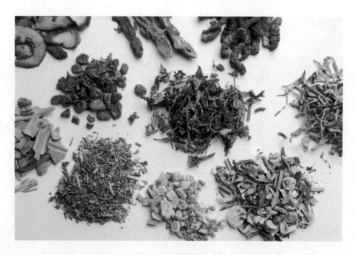

剖宫产后的护理康复

剖宫产产后恢复有哪些不同

剖宫产毕竟是手术，与正常的经阴道分娩相比，术中出血量增多，术后易发生感染；剖宫产术后，不能很快恢复进食，可能会使泌乳量减少，使哺乳的时间推迟，不能及时给孩子喂奶；通常，自然分娩的母子一般4天后即可以出院，剖宫产6～7天伤口才能愈合、拆线；选择剖宫产，新生儿因为没有经过产道挤压的过程，并发症的发生率会比自然分娩的新生儿高，尤其是新生儿湿肺等呼吸系统疾病发生率增高。不过，至于对未来的夫妻性生活，不论是剖宫产还是自然产，均不会造成明显的影响。

目前，大多数医院对新妈妈施行的是子宫下段剖宫产。因为子宫下段肌层薄，出血少，再次妊娠出现子宫破裂的概率低，临床大多采用这种剖宫产方式。当然，也有不少医生采用"横切口"，这样的新妈妈即使做过剖宫产手术，康复以后还可以穿新潮泳装、时装，满足女性爱美的需求。

随着手术技术不断提高，剖宫产伤口愈合越来越好，但毕竟是手术，不可能不留下疤痕。伤口的大小，疤痕的深浅与手术当时的情况、胎儿的大小、新妈妈皮肤的素质等许多因素有关。

剖宫产后的科学护理方法

◎ 尽量少用止痛药

剖宫术后，麻醉药作用逐渐消退。一般在术后数小时，新妈妈的伤口开始出现疼痛。为了让新妈妈能很好地休息，医生在手术当天或当天夜里会用一些止痛药物。在此之后最好不要再用止痛药物，因为它会影响新妈妈的身体健康，尤其是影响肠蠕动功能的恢复。所以，要做好思想准备，忍耐一些疼痛。

◎ 多翻身促排气、排恶露

无论是局部麻醉还是全身麻醉的新妈妈，手术后24小时内都应卧床休息，但是要忍住疼痛，每隔三四个小时在家人或护理人员的帮助下要翻一次身。这是因为，多翻身不仅能避免褥疮，还有助于肠道功能恢复，所以应尽早排气解除腹胀，还能避免肠粘连。

◎宜取半卧位

采取半卧位较平卧更有好处，这样可以减轻身体移动时对伤口的震动和牵拉痛，会觉得舒服一些。同时，半卧位还可使子宫腔内积血排出。半卧位的程度，一般使身体和床成20°～30°为宜，可以使用摇床，或者垫上被褥。

◎多吸吮，促进伤口复原

剖宫产新妈妈子宫收缩相比顺产的会慢一些，而宝宝的吸吮可以促进子宫收缩。有些新妈妈担心哺乳会影响伤口愈合，实际上恰恰相反，哺乳会减少子宫出血，子宫收缩得越快，伤口复原得也越快。

◎产后尽量排尿

手术后，医生会在新妈妈身上放置导尿管。一般在术后24～48小时，膀胱肌肉恢复收缩排尿功能后拔掉导尿管。拔管后，要尽量努力排解小便，否则，保留导尿管容易引起尿路感染。

◎定时查看刀口及恶露

剖宫产新妈妈及家属应该定时查看腹部刀口的敷料有无渗血。手术后应有恶露排出，量与月经量接近或略多，流血过多或者无恶露排出均属于不正常现象，应及时告知医生。

◎拆线后再出院

一般来说剖宫产术后拆线时间根据切口不同而定，如果新妈妈身体没有异常，横切口的新妈妈一般术后5天拆线，纵切口的新妈妈术后7天拆线。但是如果是比较胖的新妈妈，腹压会比较高，就要延长拆线时间了，具体时间可遵从医生建议，以免拆线过早，引起伤口裂开。

◎下床活动要循序渐进

剖宫产新妈妈产后第二天就可以在床上活动或扶着床边走，之后可以下床活动。下床活动时，新妈妈会有些疼痛，但是对于恢复消化功能很有好处。新妈妈可以先在床上坐一会儿，再移到床边坐一会儿，然后在家人的帮助下，在地上站立一会儿或扶着床边走几步，每天坚持3～4次。如果刀口太疼无法站立，新妈妈也要时不时地在床上坐一会儿，不要一直躺着，避免内脏器官粘连。

温 馨 提 示

剖宫产新妈妈下床活动时，要预防伤口撕裂。下床活动前可用束腹带（医用）绑住腹部，或者活动时用双手捂住伤口两侧，这样，走动时就会减少因震动而引起的伤口疼痛。

科学安排剖宫产后的饮食

剖宫产新妈妈不同于顺产新妈妈，尤其表现在饮食上，要跟顺产新妈妈的饮食区分开来。

◎ 术后 6 小时内禁食

剖宫产手术，由于肠管受到刺激而使肠道功能受损，肠蠕动减慢，肠腔内有积气，术后易有腹胀感。剖宫产术后 6 小时内应禁食，待术后 6 小时后，可以喝一点温开水，刺激肠道蠕动，等到排气后，才可进食。

◎ 少吃易产气的食物

剖宫产新妈妈能够进食后，可以先吃一些促进排气的食物，如萝卜汤等，以增强肠蠕动，促进排气，减少腹胀，并使大小便通畅。易发酵、产气多的食物，如糖类、豆类、淀粉类等，要少吃或不吃，以防腹胀。

◎ 排气后先以流食为主，再过渡到正常饮食

大量排气后，术后的剧烈疼痛会影响到新妈妈的食欲，胃肠功能还没恢复，肠蠕动仍然很缓慢，很有可能会便秘。所以在排气后，应选择流质食物，比如米粉、藕粉等，然后改为半流质，如蛋汤、粥、面条等，可根据新妈妈的体质而定，饮食逐渐恢复到正常。应禁止过早食鸡汤、鲤鱼汤等油腻肉类汤和催乳食物。

◎ 不宜过饱

剖宫产手术时肠道不免要受到刺激，胃肠道正常功能被抑制，肠蠕动相对减慢。如多食会使肠内代谢物增多，在肠道滞留时间延长，这不仅可造成便秘，而且还会使新妈妈产气增多，腹压增高，不利于康复。

◎ 导尿管拔出后要增加饮水量

因为插导尿管本身就可能引起尿道感染，再

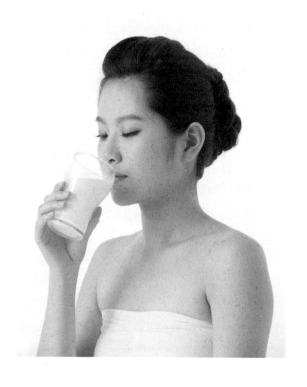

加上阴道排出的污血很容易污染到尿道，通过多饮水、多排尿，可冲洗尿道，以防泌尿系统感染。

温馨提示

多吃一些有利伤口愈合的食物。蛋白质及胶原蛋白，能促进伤口愈合，减少感染概率。含蛋白质丰富的食物有各种瘦肉、牛奶、蛋类等。维生素A能够逆转皮质类固醇对伤口愈合的抑制作用，促进伤口愈合，它主要存在于鱼油、胡萝卜、西红柿等食物中。维生素C可以促进胶原蛋白的合成，促使伤口愈合，它主要存在于各种蔬菜、水果中。

剖宫产生活细节应注意的问题

剖宫产的新妈妈，在生活细节上要注意饮食、个人卫生等。

◎饮食

实施剖宫产手术后第二天，可以吃清淡的流质食物，如蛋汤、米汤，切忌进食牛奶、豆浆、含有大量蔗糖等物的易引起胀气的食品；待肠道恢复排气后，则可进半流质食物，如稀粥、汤面、馄饨等；以后再恢复正常饮食。

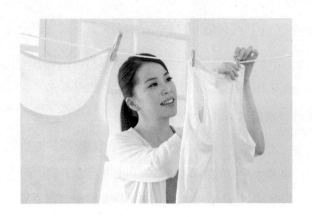

◎卫生

剖宫产后除了和自然分娩的新妈妈一样要注意卫生，要勤刷牙、洗脸，勤换衣，每天冲洗外阴 1 ~ 2 次以外，还要注意保持腹部切口的清洁。

◎产后性生活

在产褥期内，绝对禁止性生活。产褥期结束，也就是产后 42 天以后，新妈妈恶露已经干净，可以逐渐恢复性生活，但要采取适当的避孕措施，防止再次怀孕做人流手术，而导致子宫疤痕破裂，引起子宫穿孔，发生危险。常用避孕方法以工具避孕为主。

◎产后避孕

剖宫产以后 6 个月，可以考虑放置宫内节育器。如果尚在哺乳，要慎用避孕药物，以免影响婴儿，最好请教专业医生后再使用。

剖宫产后的疤痕怎样护理

产后疤痕，是手术后伤口愈合留下的痕迹，一般呈白色或灰白色，光滑、质地坚硬。在手术刀口结疤 2 ~ 3 周，疤痕开始增生，局部发红、发紫、变硬，凸出皮肤表面。疤痕处有新生的杂乱无章的神经末梢。疤痕增生期持续 3 个月至半年，纤维组织增生逐渐停止，疤痕也逐渐变平、变软，颜色变成暗褐色，然后疤痕就会出现痛痒，以刺痒最为明显，特别是在大量出汗或天气变化时，常会感到刺痒到抓破疤痕表皮见血的程度。天气变化时，由于冷热温差和干湿的变化比平时强烈，疤痕内的神经末梢能敏感测出这种变化，以痒和疼为信号，人们谐称为"天气预报"。不过，年轻的妈妈不要恐惧，疤痕的刺痒会随着时间的延长逐渐自行消失。剖宫产后需注意的是：

❶ 手术后刀口的结痂，不要过早揭掉，过早硬行揭痂会把尚停留在修复阶段表皮细胞带走，甚至撕脱真皮组织，刺激伤口出现刺痒。

❷ 涂抹一些外用药如醋酸氟轻松软膏、复方醋酸地塞米松乳膏（去炎松）等止痒。

❸ 避免阳光照射，防止紫外线刺激形成色素沉着。

❹ 调整饮食结构，多吃水果、鸡蛋、瘦肉、肉皮等富含维生素 C、维生素 E 以及人体必需氨基酸的食物，能够促进血液循环，改善表皮代谢功能。切忌吃辣椒、葱、蒜等刺激性食物。

❺ 保持疤痕处的清洁卫生，及时擦净汗液，不要用手搔抓、用衣服摩擦疤痕或用水烫洗的方法止痒，以防加剧局部刺激，促使结缔组织炎性反应，引发难忍的刺痒。

剖宫产新妈妈的哺乳方法

剖宫产的分娩方式有别于自然分娩，新妈妈身体受损和体内泌乳素的迟至都会使剖宫产新妈妈乳汁分泌不及顺产新妈妈快，所以剖宫产新妈妈更要让宝宝频繁吸吮，这是加快乳汁产出的最有效的办法。宝宝的吸吮还可以促进子宫收缩，使伤口尽快复原。

剖宫产新妈妈常常会为如何哺乳发愁。由于伤口的原因，起初很难像顺产新妈妈一样采取横抱式的哺乳姿势，同时也很难采取标准的侧卧位，因此，对于剖宫产的新妈妈，学会正确的哺

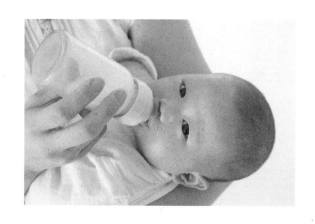

乳姿势，才能既有利于新妈妈恢复，也有助于宝宝吸吮，下面两种哺乳姿势就非常适合剖宫产新妈妈。

◎床上坐位哺乳

新妈妈背靠床头坐或取半坐卧位，让家人帮助新妈妈将背后垫靠舒服，把枕头或棉被叠放在身体一侧，其高度约在乳房下方，新妈妈可根据个人情况自行调节。将宝宝的臀部放在垫高的枕头或棉被上，腿朝向新妈妈身后，新妈妈用胳膊抱住宝宝，使宝宝胸部紧贴新妈妈的胸部。新妈妈用另一只手以"C"字形托住乳房，让宝宝含住乳头和大部分乳晕。

◎床下坐位哺乳

新妈妈坐在床边的椅子上，尽量坐得舒服，身体靠近床沿，并与床沿成一夹角，把宝宝放在床上，用枕头或棉被把其垫到适当的高度，使宝宝的嘴能含住乳头，新妈妈就可以环抱住宝宝，用另一只手呈"C"字形托住乳房给宝宝哺乳。

其实，采取什么样的姿势并不重要，只要新妈妈和宝宝觉得舒服就可以了。哺乳更大的意义就是让宝宝对乳头进行有效的吸吮，以促进射乳反射和泌乳素的分泌，同时也让宝宝适应和习惯新妈妈的乳头。更重要的是，正确舒适的哺乳体位还能够增强剖宫产新妈妈哺乳的信心，从而达到泌乳—哺乳—泌乳的良性循环，让新妈妈和宝宝都能感受到哺乳的美妙。

剖宫产后初乳少怎么办

初乳营养十分丰富，是出生 72 小时内新生儿的天然食品，能确保新生儿的最初营养需求。

与自然阴道分娩相比较，剖宫产不利于新妈妈早期乳汁分泌，影响因素有：剖宫产的新生儿不能做到出生后 30 分钟内吸吮妈妈的乳头，从而延缓建立射乳反射和泌乳反射；新妈妈手术前后饮食受到限制，未能补充足够营养；新妈妈伤口疼痛和补液，影响新妈妈情绪和有效哺乳，疼痛产生肾上腺素有抑制乳汁分泌作用；剖宫产缺乏阴道分娩时应激反应所引起 5- 羟色胺分泌增加的应激过程，从而使泌乳素及催产素分泌减少。

从临床实践中看，经产后 24 小时、48 小时、72 小时组的调查对比，均显示剖宫产要比阴道产的新妈妈泌乳量少或无乳汁的比例高，使得多数剖宫产出生的新生儿在生后 3 天内得靠人工喂养或混合喂养来获取营养。随着时间推移，3 天后母乳量渐增，宝宝才能从母亲那里获取营养。对施行剖宫产手术的新妈妈，要加强早期母乳喂养指导，尽可能提高早期泌乳量，使孩子能尽早吃上母乳，促进早期发育及健康。

产后制订塑身大计

产后发胖该如何预防

爱美之心，人皆有之。大多数妇女都希望自己产后恢复原来苗条的身材，但由于产后营养过剩，忽视身体锻炼，而造成产后发胖，再也瘦不下来。怎样才能预防产后肥胖呢？

❶ 要合理调节饮食。要粗细粮搭配，多吃水果和豆制品、鱼、虾、蛋类，不宜多吃肥厚、油腻的高脂肪、高糖食品。

❷ 要早下床活动。在正常情况下，自然分娩的产妇在产后 24 小时就可以下床活动，从产后第 2 天开始，就可以做一些轻微的运动和产后保健操，15 天以后可做些力所能及的家务劳动。

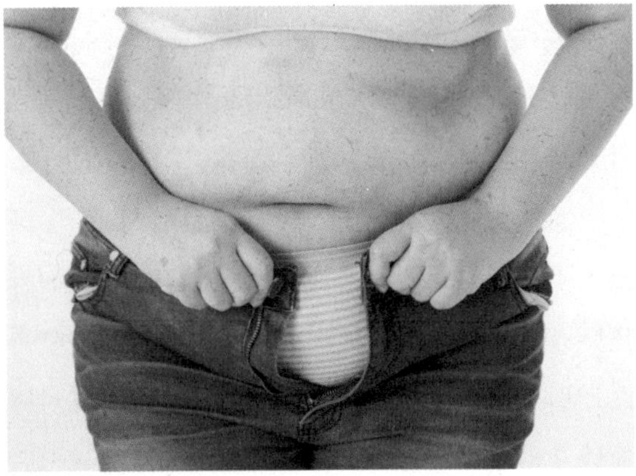

坐完月子再减肥

在产褥期内，新妈妈的身体还未恢复到孕前的水平，必须保证营养的供给，因此，应禁止节食减肥。但有不少新妈妈在分娩后，出于迅速恢复昔日身材的愿望，于是急不可待地开始减肥。事实上，月子期间减肥并不明智。这是因为在产褥期新妈妈的身体状况尚不稳定，如果这时就开始减肥，其结果不仅会延缓身体的恢复，还会因为盲目减肥给骨骼和关节带来健康隐患，甚至会导致乳汁分泌减少而造成宝宝营养不良。新妈妈最好等到体力恢复之后再开始循序渐进地减肥。

由于每个新妈妈的身体状况与具体情况不同，因此，适宜减肥的时机也略有不同。对于不进行母乳喂养的新妈妈来说，一般可从产后 3 ~ 4 个月以后开始减肥；采取母乳喂养的新妈妈，则应从分娩后 6 个月，即宝宝添加辅食逐渐减少母乳摄取时开始减肥。

另外，产后减肥，应将怀孕前后的运动量及体重、现在的体重、理想的体重作为一个整体加以综合考虑。切不可一开始就制定不切合实际的目标，可根据身高比例要求的标准体重来制定减肥计划，一般以 [（身高厘米 –100）× 0.9] 千克作为目标体重。在实施减肥计划的过程中，不要追求立竿见影的速瘦，以免影响健康。可以以每周减重 0.5 千克为目标坚持运动，同时进行适当的饮食控制。

产后运动减肥的 6 个要点

产后虽然主张新妈妈早点下床活动，但基于健康的考虑，在产褥期结束前新妈妈应避免为了减肥而剧烈运动。这是因为产后立即进行剧烈运动来减肥，很可能影响子宫的康复，并引起出血，严重时甚至还会使手术创面或外阴切口再次遭受损伤。

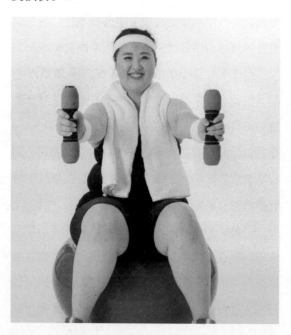

以减肥为目的的运动应从产后 6 ~ 8 周开始进行。在医生检查后，确定盆底组织没有过度损伤、阴道壁没有早期的膨出、子宫没有脱垂的表现，这时可以开始穿瘦身服、塑身装，做一些用腹压的活动。妊娠后体重过度增加的新妈妈以及因分娩时胎儿过大而采用手术助产的新妈妈要更加注意产后训练的时机。

新妈妈在运动前，不要忘了做热身运动；运动结束后，也不要忘记放松。否则，容易造成运动伤害。

运动前，新妈妈最好去一趟卫生间，以免在运动过程中因憋尿而引起腹部不适。

产后的减肥运动最好选择强度不太大的有氧运动，可供选择的有氧运动有快走、慢跑、游泳、登山、骑自行车、有氧舞蹈、康复体操等。从每天 10 分钟开始，逐渐增加到每天至少半小时。

运动过程中要适当补水，一般每 15 ~ 20 分钟需补充 100 毫升水。如果出汗较多，可以适当补充一些含电解质的饮料。

新妈妈产后运动应做到持之以恒、循序渐进，不能半途而废，这样不仅有利于减肥，而且还能有效防止减肥后体重反弹。新妈妈如能坚持在产后进行半年左右必要的身体锻炼，不仅对体质以及形体的恢复有益，还可锻炼全身的肌肉，

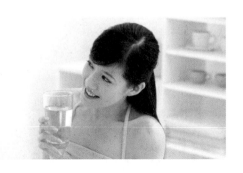

消除腹部、臀部、大腿等部位多余的脂肪，恢复孕前的苗条身材。

有妊娠合并重症肝炎、妊娠合并心脏病、产后大出血、严重的产褥感染、急慢性肾炎、重症糖尿病、甲状腺功能亢进、肺结核、严重心理障碍、6个月内头部受伤的新妈妈不宜做减肥运动。

运动后，新妈妈的身体会产生大量的乳酸，影响乳汁的质量。因此，运动结束后不宜马上哺乳，最好过 2 ~ 3 个小时后再给宝宝喂奶。

温 馨 提 示

有些新妈妈担心哺乳后会大量进食，增加热量的摄取，导致发胖，影响身材的恢复。其实，在哺乳期，新妈妈即使多摄取一些汤汤水水，体重也不会增加很多。新妈妈产后如果不哺乳，体内热量散发不出去，反而容易发胖。

产后瘦身几个减重的关键

产后瘦身与健康恢复，是相辅相成的关系。适时适度运动、保持营养摄取平衡和为宝宝哺乳，都是瘦身健美的较佳选择。

常常能听到哺乳妈妈埋怨，自己生过宝宝以后身材走样，简直无奈到"喝凉水也长肉"。要恢复到产前的体重，有几个瘦身减重的关键。

◎少吃盐和调味品

一般说来，母体在怀孕全程中，增加的体重约有 12 千克。这些重量如何减掉，成为产后妈妈们关注的焦点。计算一下，婴儿连同胎盘的重量约 5.5 千克，其中水分占到 60% 以上。换言之，因为怀孕各种因素而产生的水分，必须在分娩后慢慢地排出体外。因此，在哺乳期间，吃太咸的食物或含有很多调味品的食物，或食用腌渍食品、罐头食品等，就会使身体内的水分滞留，不易排出，体重自然不容易下降。

◎阶段性食补

产后第一周的主要目标是"利水消肿"，使恶露排净，因此，绝对不能大补特补。正确的进补原则，应当先排恶露、后补气血，恶露越多，越不能补。需要掌握阶段性食补的概念，简单地说，就是生完孩子前两周，由于恶露未净，不宜大补，饮食重点要放在促进新陈代谢，排出体内过多水分。

此外，整个哺乳期在饮食上要力求清淡、少盐，忌高脂肪，趁热吃饭、细嚼慢咽、少吃零食等，如能遵守这些原则，进补后就不会有发胖之虞。

◎ 及时运动

分娩后，虽然要避免过劳，但适度运动，量力而行地做一做肢体健美操，以消除腰部、臀部的赘肉，复弹性很有必要。一般来说，分娩两周以后就可以开始进行腹肌收缩、仰卧起坐等运动，喜欢有氧舞蹈的新妈妈，则要等到 6 周以后才可以重新开始。产后运动要持之以恒，效果才能明显。

◎ 亲自哺乳

母乳喂养不仅有利于宝宝健康成长，也有利于新妈妈身体的恢复。哺乳新妈妈的身体为了制造乳汁，会一点一点消耗掉怀孕期间所储存的脂肪组织。哺乳新妈妈每天要分泌乳汁，消耗 500 ～ 800 千卡（注：1 千卡 =4.186 千焦）的热量，一个月累计下来，会比不喂哺母乳的妈妈多消耗 15 000 ～ 24 000 千卡热量，换算成脂肪的话，就是将近 2 千克的多余赘肉。

医学研究证明，哺乳新妈妈较能早日恢复身材，并且能降低乳腺癌、卵巢癌的发生率。

把握产后瘦身的关键要素，能帮助分娩后的新妈妈迅速恢复身材，甚至会比以前更轻盈苗

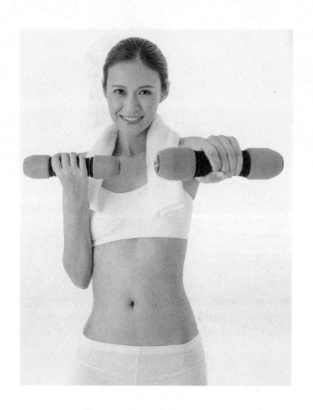

条、体态婀娜，让自己以全新的绰约风姿重返职场。当然，怀孕期间也须注意控制饮食，不至增加过多体重，产后瘦身则会更加容易。

产后美胸健乳的完美方案

无论是否用母乳哺喂婴儿，产后新妈妈的乳房健美和康复，都是普遍受到关注的大问题，甚至有不少新妈妈因为惧怕自己的乳房变成难看的"口袋"，而拒绝为宝宝亲自哺乳。

什么样的乳房才算得上漂亮？

健美的乳房，呈水滴状，乳头朝前方，上面比较平，下面比较圆润丰厚，乳头直径约 1 厘米，高 0.8 厘米左右，乳晕的直径不超过 4 厘米，且乳头的颜色粉红。

挺拔傲然的乳房，是女性的第二性征，也是众多女性引以为豪的靓丽之本。

产后，更是女性胸部保健的绝佳时机，只要护胸、健胸方法得当，不仅可以恢复乳房原貌，还能使乳房变得更加丰满、结实。

◎ **疏通乳房**

哺乳新妈妈乳房出现变形、病变主要是因为打回奶针、停止哺乳等原因。如果新妈妈能在断奶后 3 个月内及时到专业机构施行乳房疏通，就完全可以避免这种状况，还会有事半功倍的效果。

乳房疏通方法，称为"绿色健胸"，疏通原理是通过有氧运动，达到深层疏通，避免乳汁留在乳腺管内可能造成的堵塞、感染等病变，又能使乳房恢复到哺乳前的形状，还能兼具修护子宫、卵巢等功能。

女性在怀孕前，也应该做一做乳房疏通，能防止生育之后因乳腺管堵塞而不能哺乳婴儿，还能给自己和宝宝的健康加一份"保险"。

◎ **哺乳使乳房再发育**

不少人误以为，给婴儿哺乳是导致乳房下垂、松弛的主要原因。其实，母乳喂养并不会影响乳房原貌，如果按照医生指导正确哺乳，女性的乳房在哺乳期后会变得更加丰满、结实。

哺乳过程中，婴儿吸吮乳头的动作，能不断刺激母亲乳房内分泌乳汁的乳腺组织，乳腺组织接受外界刺激越多，就会越发达，这和运动越多肌肉便越结实的道理一样。因此，坚持母乳喂养

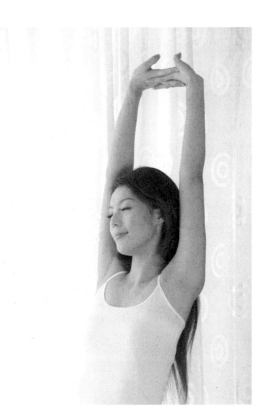

的母亲在哺乳期后，乳房会变得更大、更坚挺，并非出现松弛、下垂现象。

即使个别人在给孩子断奶后出现松弛下坠的情况，通过体操健胸等手段，乳房完全可以恢复。

◎ 运动美胸

哺乳期结束后，新妈妈去专业机构健胸的同时，也可以在家庭中配合做一些简单的扩胸运动，以帮助锻炼胸部肌肉。

健胸运动，并非一日之功，需要长期坚持，才能使乳房看上去更坚挺、结实和丰满。当然，如果哺乳期能及时做产后恢复操配合，则效果更好。

做运动时，一定要根据自己的身体恢复情况来做，产后 6 个月内，一定要注意运动强度，不要做太过激烈的运动。锻炼要从轻微运动开始，循序渐进，必要时找到妇产科医生咨询。如果哺乳期内进行健胸计划，应当尽量在锻炼前哺乳，避免过度剧烈的手臂运动，还要多喝水以防止脱水。

◎ 不宜节食减肥

注意适度胸部保养，再配以合理的营养饮食，肯定会给新妈妈带来挺拔和惊喜。

哺乳新妈妈不能节食减肥。有一些新妈妈面对自己发胖的身体，急于节食减肥，后果会使乳房的脂肪组织也随之受累，乳房随之缩小。对于产后的女性来说，体重需要一年左右的时间才能逐渐恢复，因此，不宜急于节食减肥。

女性体内雌激素分泌增加，能使乳房更加挺拔、美丽，B 族维生素是体内合成雌激素的必需成分，维生素 E 则是调节雌激素分泌的重要物质。因此，应该多吃一些富含这类营养的食物，如瘦肉、蛋、奶、豆类、胡萝卜、莲藕、花生、葡萄、芝麻等。

此外，大小适中的胸罩、愉悦的心情、正确的喂奶方式、经常按摩乳房、沐浴乳房等，都有助于产后新妈妈再度拥有挺拔、健康的胸部。

那么，如果出现产后乳房松弛的情况该怎么办呢？

其实，大多数妈妈产后不会出现乳房松弛。

影响胸部挺拔的一般情况有：

生育多胎后，乳房会变得松弛；

年龄增长，乳房会因重力的作用变得松弛，是不可避免的；

哺乳时间过长，比如一般提倡喂 6 ~ 12 个月，有一些妈妈哺喂孩子到两岁；

每次哺乳时间过长，有一些妈妈让孩子含着乳头睡觉，一喂就是很长时间，拽扯引得乳房变形的较多见；

有的人乳房较大，哺乳后变得更松弛。

◎**哺乳期美胸**

哺乳期内，采取正确的保养方法，能使乳房保持健美。

❶ **健胸操**：产后只要及时进行胸部肌肉锻炼，就能使乳房看上去坚挺、结实、丰满，但健胸运动需要长期坚持，效果才明显。

❷ **佩戴合适的胸罩**：从哺乳期开始，新妈妈就要坚持戴胸罩。如果不戴胸罩，增加重量后的乳房会明显下垂。胸罩要选择大小合适、有钢托支撑的款式，且一定要用纯棉质地。

❸ **正确哺乳**：哺乳时，不要用手指夹住乳房往下拽扯。应当两只乳房交替喂奶，每次时间不超过 20 分钟。

❹ **经常按摩**：用一只手的食指、中指、无名指并拢，放在对侧乳房上，以乳头为中心，顺时针由乳房外缘向内侧划圈。每天两侧乳房各做 10 次，能促进局部的血液循环，增加乳房的营养供给，有利于雌激素分泌。

❺ **沐浴乳房**：哺乳新妈妈每天用温水洗乳房 1 次，不仅有利清洁卫生，促进乳汁分泌，而且能够增加乳房悬韧带的韧性，防止乳房下垂。

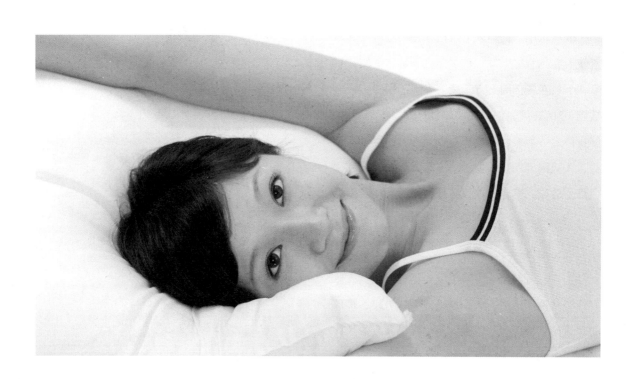

此外，新妈妈平时注意多吃富含维生素 E 和维生素 B 的食物，如瘦肉、蛋、奶、豆类、芝麻等，有利于平衡营养，保持乳房的健美。

美胸美乳，是每一名女性的愿望。新妈妈产后哺乳期注重保养，能够充分利用乳腺的"第二次发育"机会，轻松拥有傲然挺立的乳房。

恢复平坦小腹的运动

再造平坦的小腹，运动量要大一些，一定要等到体力恢复之后再做，至少要在出月子后再考虑。

◎ 变形仰卧起坐运动法

躺在床尾，臀部以下留在床外，然后弯起膝盖使大腿到腹部上方。双手伸直于身体两侧，手掌朝下放在臀部的下方。接下来腹部用力，慢慢数到 10 的速度，把腿往前伸直，脚尖务必朝上，使身体成一直线，然后再以数到 5 的速度弯曲膝盖，大腿回到原来的位置。注意背部、肩膀和手臂都要放松，感觉到仅仅腹部在用力。

◎ 坐椅腹部练习操

准备动作：

坐在靠背椅边上，双手反抱椅背，感觉人体好像要从椅子上滑下来，放松地弓背哈腰，腰部要尽量贴上椅面。这组操方便、轻松、收效快，适合天天做或隔天练。

第一组：双脚轮流做踩自行车的动作，腿部肌肉要放松，要求一只脚向下伸到越低越好，但不能触地，另一只脚弯曲向上，越高越好，反复练习，每天坚持做 20 下。

第二组：同前面姿势，双腿同时向上弯曲，再同时向下伸展，注意腰部不能上顶，尽量使腹部与胃部收缩，然后再尽量接近，达到腹部亦紧亦舒，每天坚持做 20 下。

◎ 腹部按摩

腹部按摩是一种最常用的腹部减肥法，利用揉捏的动作加上按摩霜，改善脂肪结构。按摩可

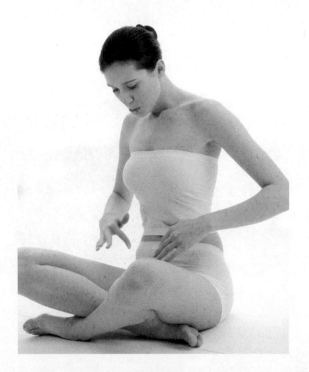

以提高皮肤的温度，大量消耗能量，促进肠蠕动，促进血液循环，让多余水分排出体外。

做法：以肚脐为中心，在腹部打一个问号，沿问号按摩，先右侧，后左侧，各按摩 30 ~ 50 下，每天按摩 1 次。

◎ 缩腹走路

先学习呼吸，吸气时，肚皮胀起；呼气时，肚皮缩紧。对练瑜伽或练发声的人来说，这是一种基础训练。有助于刺激肠胃蠕动，促进体内废物的排出，顺畅气流，增加肺活量。

做法：平常走路和站立时，要用力缩小腹，配合腹式呼吸，让小腹肌肉变得紧实。刚开始做的前一两天会不习惯，只要随时提醒自己"缩腹才能减肥"，几周下来，不但小腹趋于平坦，走路的姿势也会更优雅。

◎ 游泳减肥

游泳 30 分钟，可以消耗 175 千卡的热量。即使人已不在水中，代谢速度依然非常快，能比平时更快地消耗脂肪。这种方法是最科学、最无须质疑的。

游泳不仅能收腹，还能全面塑造体形。

◎ 减腹健美操

腹部肌肉属支持性肌肉，在日常生活中很少活动，不能做紧张性收缩，而腹腔、腹壁又易于

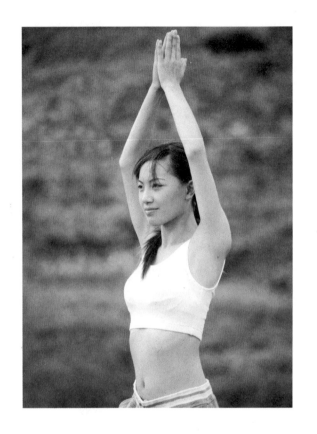

堆积脂肪，所以容易显得大腹便便。

要想使腹部健美，必须使腹肌发达，保持一定的紧张度，消除腹部多余的脂肪，避免形成悬垂腹和腹部赘肉的状态。

常用的减腹运动，除做仰卧起坐以外还有：

仰卧床上，两膝关节屈曲，两脚掌平放在床上，两手放在腹部，进行深呼吸运动，腹部一鼓一收。

仰卧床上，两手抱住后脑勺，胸腹稍抬起，

两腿伸直上下交替打动，由幅度小到幅度大，由慢到快，连做50次左右。

仰卧床上，两手握床栏，两腿一齐向上抬，膝关节不要弯曲，脚尖绷直，两腿和身体的角度最好达到90°，抬上去后停一会儿再放下来，反复进行，直到腹部发酸为止。

两手放在身体的两侧，用手支撑住床，两膝关节屈曲，两脚掌蹬住床，臀部尽量向上抬，抬起后停4秒钟落下，休息一会儿再抬。

手放在身体两侧，两腿尽量向上抬，抬起来后像蹬自行车一样两脚轮流蹬，直到两腿酸沉为止。

站立在床边，两手扶住床，两脚向后撤，身体成一条直线，两前臂屈曲，身体向下压，停两三秒钟后，两前臂伸直，身体向上起，反复进行5～15次。

一条腿站立支撑整个身体的重量，另一条腿弯曲抬起，用支撑身体的那条腿连续蹦跳，每次20～30下，双腿交替进行，直到腿酸为止。

跪在床上，两手扶床，胸部尽量向下压，腹部尽量收缩，同时深吸气。然后挺起胸来，用力鼓腹部同时深呼气，每天起床后和睡觉前各练5～10次。

仰卧床上，脱去外衣，两手搓热后趁热在腹部按摩，直到局部发红、发热为止，每天早晚各1次。

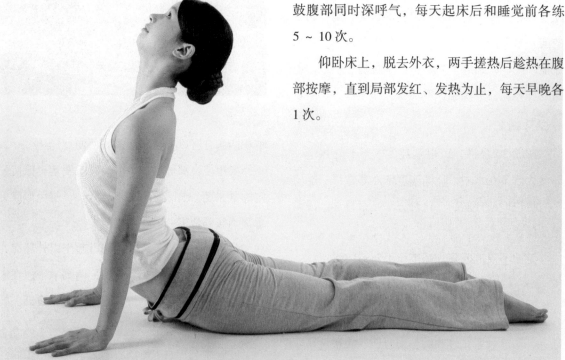

塑造丰满翘臀的 3 组运动

◎ 踮脚抬腿

做法：

新妈妈站立，挺胸收腹，以一条腿支撑体重，另一条腿向后伸，用脚尖点地。

通过收紧臀部肌肉，从而牵引后面那条腿向上抬起，到最高处保持 5 秒。换另一条腿进行同样的练习，重复 10 次。

益处：这组动作可有效收紧臀部肌肉，防止产后臀部下垂。

◎ 弓步下坐

做法：

新妈妈站立，双腿分开与髋同宽、伸直。

将一条腿向前迈一大步，同时身体慢慢向下坐，注意保持腰部挺直，收腹。

益处：这组动作可勾勒臀部及腿部线条，尤其适合臀部扁平的女性练习。

注意事项：注意保持上半身正直，切忌前倾、含胸。

◎ 仰卧抬起臀部

做法：

新妈妈仰卧，双臂平放在身体两侧，双腿伸直、并拢。

其中一条腿屈膝，将脚掌贴在床面上作为支撑，另一条腿保持伸直不动。

呼气，以脚掌支撑床面，带动骨盆及臀部慢慢向上抬起，保持臀部与大腿的紧绷状态，再将臀部放低，再进行一次，然后换另一条腿进行同样的练习。

益处：这组动作可帮助消除臀部水肿，塑造臀部及腿部的线条，尤其适合膝关节不适的新妈妈练习。

产后时尚美腿新方法

有不少妈妈抱怨，在生完孩子后，原本曼妙、优美的体形大打折扣，不仅腰围尺寸不断变粗，连一双腿也变得又粗又肿，连穿裙子的自信都被打消。其实，只要有毅力和耐心，恢复怀孕之前美腿的风采并非一件难事。

要解决问题，先要正视问题。一般来说，在生育之后，双腿最可能发生以下的状况：

浮肿。大腿和小腿都可能会发生浮肿。分娩以后，如果身体还没有完全恢复，体内如果还有炎症的话，很有可能会产生浮肿。另外，浮肿也跟人的体质有关。一般来说，水肿体质的人，下半身比上半身更容易发胖，还会伴有便秘、手脚冰凉、出汗少、低血压等特征。

变粗。怀孕时，很多人为了胎儿的营养，会大量补充高热量的营养品，可能导致全身普遍发胖，腿部自然也随之变粗。一般通过运动和节食，随着全身的整体塑身活动，腿部曲线也会随之得到改善。

腿部肌肤粗糙。生育会对女性身体的内分泌系统造成一定的影响，对皮肤也产生作用。有些人的皮肤可能因此而变得光洁细腻，有些人则可能变得暗淡粗糙，通常要通过美容手段有效改善腿部肌肤。

◎按摩瘦腿

先把腿部用热水打湿，再用按摩药膏均匀地涂抹，随后用按摩刷自下往上轻刷。这是最简单、最省力的按摩方法，可能无法达到减肥的效果，但也能促进血液循环，健美腿部肌肤。

按照自己的爱好，挑选一款精油，取一至两滴滴在腿上，随后用揉、捏、推等方式按摩。一般来说，用精油按摩是较有效的美腿方式。

常用按摩方式包括推、拍、捏、揉法。

推法：双手用力放在大腿上，随后，自上向下用力推，重复15次。

拍法：这种方法最简单，即不断拍打腿部，这种手法可以使腿部肌肉放松。

捏法：用手捏起腿上的肌肉往上提，每次持续3秒。

揉法：用手掌的掌心按住大腿上的某个位置，随后作逆时针转动，反复20次。

◎沐浴美腿

洗澡谁不会？几乎天天洗，然而通过洗澡达到瘦身、美腿的效果，却很有讲究呢。

芳香浴：把有活血效果的药草放入浴缸中，然后把身体浸泡在其中。这种方式可以帮助恢复精力和保持良好的心情。需要注意的是，久泡也可能会使人浑身乏力，产后如果曾发生恶露过多、生殖系统感染等问题，则不适合这种方式。

药浴：请中医根据自己的体质和身体状况，配一些能够促进新陈代谢的中药，把这些药熬成药汁倒入浴缸，加水后入浴浸泡15分钟。这种方式能有效促进排便，对腿部曲线也有明显的改善作用。

热水浴：由于水温较高，能使人大量出汗，随之消耗体内热量，达到减肥瘦身的效果。但产后妈妈不适宜长时间洗热水浴，以防体力不支。

冷水浴：冷水浴能够使肌肤紧绷、富于弹性。但产后妈妈在洗冷水浴时需量力而行，因为冷水的刺激容易感冒或患关节炎。在洗完冷水浴之后，不妨用热水袋热敷腿部，这样冷热交替，可以避免寒气入侵，能促进腿部血液循环、减少肿胀、改善曲线。

◎运动美腿

对产后的妈妈来说，适当的运动是最有效的改善腿部曲线的方式。推荐两套适合产后妈妈的

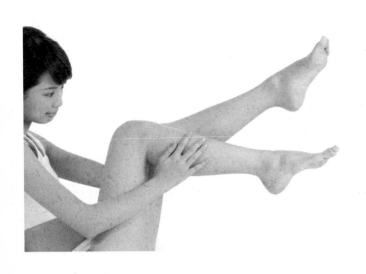

美腿操。

大腿操：脚尖向外站立，腰背挺直，双腿叉开微曲，与肩同宽，双手放在大腿上；

右腿向前伸，脚尖向上，腿尽量向下压，连做 5 次；随后换左腿，重复 5 次；

双拳紧握向前，双腿微曲下蹲，上半身仍然保持挺直；

仰卧垫上，双手叉腰，左腿弯曲，右腿伸直由下至上，连做 5 次；随后换左腿，重复 5 次。

小腿操：双腿并拢，双手放在脑后。左腿微曲，右腿向外伸直，左右腿各重复 5 次；

仰卧垫上，双手叉腰，双腿向空中做蹬踢的动作，心中默数 50 下，随后双腿弯曲放在垫上休息几秒钟，再重复上述动作。

注意：在锻炼大腿时，注意膝盖要尽量伸直，能使运动更有效果；

防止运动伤害，如果身体不适，应减少运动量，在脚踝、手腕等处应事先戴上护腕或护套；

在运动开始前，可以用一些精油涂抹在腿上活血，可以增加运动效果，减少伤害。

运动结束后，千万别忘了做放松练习。

塑形美腿操：

第一组：平躺在床上，先做深呼吸，放松心情与身体，开始缓缓地抬起头，看着自己向前伸展的脚尖，再放下；把双腿举到 45°，在空中略停几秒后，再重复；把腿再抬到约 90°，再慢慢地向内弯曲腿，然后伸直腿后，缓缓放下。

第二组：平卧在床，运用腹部的力量，同时把头部及腿部向上抬起，双手往前伸展；轮换抬起左右腿，配合着韵律节奏；举起双腿在空中做踩脚踏车的动作。

整个流程约需 20 分钟一个循环。

温 馨 提 示

新妈妈也可每天睡前抬高腿，与墙壁贴合，保持 10 ～ 15 分钟，即可放下，也是简单有效的腿部塑形运动。

自我按摩，按出纤瘦妈妈

◎产后腕关节痛

新妈妈由于长时间双手怀抱婴儿，腕部负重较大且姿态相对固定，腕关节易产生劳损。加之产后体虚或使用冷水也容易发生腕关节痛。

自我按摩治疗

❶ 用一手按摩另侧腕关节 2 ~ 3 分钟。

❷ 用拇指点按另侧腕关节痛点，同时另侧腕关节做旋转运动 1 ~ 2 分钟。

❸ 双手五指相互交叉做摇腕运动约两分钟。

❹ 用一手拇指按另一侧腕关节四周，按压 2 ~ 3 次后，再做另一侧腕关节。平时应注意腕部做适当的放松运动，如抖腕法、腕部屈伸法等，伸腕关节得到放松以减少疼痛的发生。

◎产后腰痛

由于在产时、产后失血，导致新妈妈气血亏虚；或产时及产后不慎受风；长时间站立抱婴儿而会产生腰痛。

自我按摩治疗

❶ 用一手掌从上向下推搓腰部 3 ~ 5 遍，以皮肤有温热感为宜。

❷ 用双手拇指从上向下沿着两侧的腰肌进行按压 3 ~ 5 次。

❸ 双手握拳用拇、食指面沿着腰肌从上向下交替扣击，以皮肤有温热感为宜。

❹ 双手掌交替在腰骶部从上向下推摩，以皮肤有热感为宜。同时应注意平时腰部保暖，坐姿时间不应过长，并注意腰部适当的活动锻炼。

◎产后颈肩部劳损

由于新妈妈在产后体质未复原，加之喂养婴儿低头时间较长，颈肩部肌肉长期处在紧张状态，所以此时易发生颈肩痛。

自我按摩保健法

❶ 一手放于脑后颈部，用手从脑后发际往下拿捏到颈根，两手交替反复 3 ~ 5 次即可。

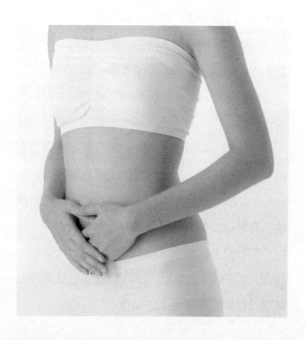

❷ 一手放于胸前，拿捏对侧肩井穴及肩周围，两手交替 2 ~ 3 分钟。

❸ 用一手拇指交换按压颈后部风府至大椎穴 3 ~ 5 分钟。

❹ 双手五指交叉，放于颈后部，同时头部做有节律的屈伸动作 5 ~ 8 次。

另外，还可配合颈部功能训练，用头做"米"字运动，每日早晚各 1 次，每次 3 ~ 5 分钟。

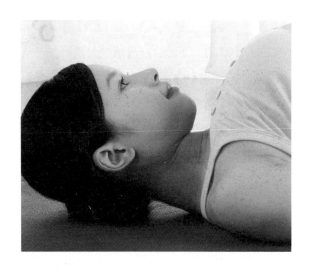

介绍几种适宜产后的运动

无论是自然生产或剖宫生产，新妈妈产后恢复有氧运动，订立减肥、美体计划，最好都要在产褥期以后进行。

不论使用运动、饮食还是其他瘦身疗法，都必须先确定自己的健康没有问题，器官的功能也完全恢复后，才能考虑减肥瘦身。

经过特别设计的产后运动，能帮助新妈妈恢复身材，对因怀孕而增大的子宫所长期压迫到的周围的器官，如胃肠、膀胱及血液循环系统都有复原的作用。

在做产后运动时，新妈妈务必要依照循序渐进、量力而为的原则，若产后伤口较大或剖宫产，最好先请教医生。

下面介绍几种适合新妈妈产后的运动，供大家参考。

脚踝运动：平躺在床上，后脚跟贴床面，伸长脚尖，两脚底对碰，弯起两脚底。

呼吸运动：平躺，全身放松，膝盖弯曲，用腹肌力量从鼻子深吸气，以口缓缓吐气。

腹直肌分离矫正：同呼吸运动，吐气时把头抬高，但不要抬肩，同时用交握的双手将腹直肌向中线推挤，吸气时回复原姿势，并放松腹部，不要把肩抬高。

骨盆摇摆：平躺床上，稍稍弓起背部，使骨盆腔向上悬起并左右摇摆。可矫正脊柱前弯及下背痛。

颈部运动：平躺，四肢伸直，头向前屈，使下颌贴近胸部，再慢慢放下头。

胸部运动：仰卧床面，身体和腿伸直，慢吸气，扩大胸部，收缩腹肌，背部紧压床面，保持一会儿后放松，重复 5 ~ 10 次。能帮助胸部肌肉收缩，预防乳房下垂，产后第三天开始。

乳房运动：两臂左右平伸，然后上举至两掌相遇，保持手臂伸直数秒后，再回到左右平伸，重新开始，每天做 10 次。能帮助胸部肌肉收缩及富有弹性，防止乳房下垂。

腿部运动：平躺床上，轮流抬高双腿与身体成直角，待产后体力稍有恢复时，可同时抬起双腿，重复 5 ~ 10 次。帮助腿部及会阴部肌肉收缩。

臀部运动：

❶ 平躺在床上，右膝屈起，使足部尽量贴近臀部，然后再伸直放回原位，左右两腿交替动作。帮助臀部肌肉的收缩，产后第 15 天开始做，每天做 10 次即可。

❷ 平躺在床上，双腿屈起，慢慢地把臀部向上抬起离地，以脚跟及肩部支持片刻，然后慢慢地放下还原，重复数次。产后第 10 ~ 15 天开始做，每天 10 次。

腹部运动：平躺在床上，两手交叉于胸前，慢慢坐起，同时保持双腿并拢，待体力完全恢复后，双手可放置在头后再坐起，似仰卧起坐的动作，重复数次，每天 2 次。帮助腹部肌肉收缩，产后半个月后开始做。

凯格尔运动：仰卧在床上，身体放松，专注于提肛收缩的动作。特别要注意双腿、双臀、腹肌不能用力；体会骨盆底肌肉的收缩动作后，把收缩的动作专注在阴道和尿道上，持续重复一缩一放的频率。每天做凯格尔运动 1 ~ 2 次，每次 10 分钟，产后 1 周开始做。练习持续 6 ~ 8 周后，不但阴道肌肉会呈现较为紧绷的状态，阴道的敏感度也会有所增进。等到熟练之后，做此运动可以随时随地进行，坐、站或躺着都可以。

产后恢复有氧运动：产前有运动习惯者，在产褥期结束休养后，可以继续自己喜欢的运动，如果平常没有运动习惯者，可以先从较静态的柔软操或散步类较温和的运动开始进行。如果从事有氧舞蹈这一类较为激烈的运动，最好一次的运动量不宜过大，以免身体一时负荷不了，产生不良反应。喜爱游泳的妈妈，也要事先请教医生，检查阴道生产的伤口是否痊愈，以免下水后感染。

温 馨 提 示

产后适时、适度运动，不仅是为了迅速恢复体力和精力，还有助于恢复妙曼的身材，对因怀孕而受影响的器官，如胃肠、膀胱及血液循环系统都有复原的作用。

产褥保健体操的重要作用

由于怀孕期子宫增大和分娩，产后产妇的腹壁肌肉和骨盆底筋膜、肌肉，肛门筋膜、阴道的肌肉都明显松弛。产妇分娩后，经过长期休养，虽然可以慢慢恢复原状，但是如果只是依靠身体自然恢复，恢复的过程较慢，且有可能不能恢复原状。因此，为了早日恢复，建议产妇做产褥体操。

产褥体操可以帮助子宫收缩，促进子宫的复旧和恶露的排出，促进生殖器官的复原。

产褥体操可以促进腹壁及盆底肌肉张力的加强，尤其对腹壁过度膨胀的产妇，如羊水过多、双胎、巨大胎儿等更为重要。

产褥体操可以补充产妇在产褥早期活动的不足，使膀胱功能恢复，减少尿潴留的发生。

产褥体操可以改善肠道功能，防止便秘。

产褥体操可促进盆腔脏器及全身的血液循环，使血液循环通畅，减少静脉血栓及下肢静脉炎的发生。

产褥体操有利于保持形体的健美。

产妇何时开始做产褥保健体操

正常分娩的健康产妇，产后第二天可以下床活动，同时可开始做产褥操。体力衰弱、产程长、手术分娩的产妇，则应根据产妇的体质和恢复情况，安排做产褥操的时间及运动量。

产后发烧、大出血、严重心血管病、肾脏疾病、会阴严重裂伤等产妇不适于做产褥操。如产妇在做操时出现明显心慌、气短、头晕现象，就要暂时停止锻炼，再慢慢地从轻微活动开始，逐渐增加到产妇能适应的程度，不要强求。

一般来说，产后运动分为两个阶段。

第一阶段：从产后 3 天到 3 个月，主要做一些轻松简单的动作。

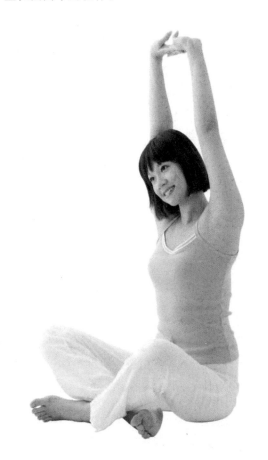

运动项目：骨盆腔底部肌肉训练、腹部肌肉运动、腿部肌肉运动、胸部运动等。我们建议你最好在床上做，从最简单的运动做起，根据自己的身体状况决定运动量的大小，以不累不痛为原则。如果你是剖宫产，则需要推迟运动的时间，一般根据医生的指示，在伤口愈合良好之后再进行适量的运动。

第二阶段：从3个月到6个月，可开始增加运动量。

运动项目：最好进行全身肌肉力量的恢复训练，并加强腹部和骨盆腔底部肌肉锻炼，运动量还是根据个人体能而定。

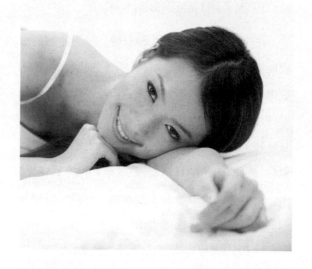

产褥保健体操这样做

产褥体操具体做法可以按产后日期进行，如第一天适合做哪项，第二天适合做哪项，逐日推延。

◎第一体操

产妇第一体操，适用于产后第一天做。第一体操可以在分娩后8小时开始做。这个体操对于子宫恢复到正确的位置很有效。其方法如下：

❶ 头离开枕头，俯卧，脸朝一侧。这个动作持续1分钟左右，习惯后可持续20分钟。早晚各做一次。

❷ 如果按上述要求，做得较为辛苦，可以在前胸抱住枕头垫着胸部，两膝向两侧张开，手交叉放在下巴下，这时会感觉舒服些。

◎第二体操

第二体操适合于产后第二天做。分娩24小时后可进行第二体操。第二体操主要是恢复因分娩而变松弛的局部肌肉，预防尿失禁或尿闭塞。其方法如下：

❶ 首先，应完成第一体操。

❷ 将身体翻过来，直直地仰卧，两手掌紧贴身体伸直，平静地呼吸；两手掌张开，手臂水平地伸开呈十字形状；用力呼吸，两手臂伸到头上，两手掌合并，身体呈一直线姿势；屏住气，然后呼气，手臂又恢复到水平状态。

❸ 用腹肌做几次腹式呼吸。

④ 在阴道和肛门处用力，一收一放，做收缩动作。这个动作可以单独做几次。

做上述动作之前都是以深呼吸为主的上体运动。

◎ **第三体操**

第三体操在产后第五天以后做。这组体操动作主要是进行肌肉锻炼，算是运动量较大的动作。需要注意的是：如果做这个体操动作时，用手撑住木床来帮助腿的上举，那么效果就不太好了。在产后 5 ~ 10 天，应坚持做这个体操。其方法如下：

❶ 先做第一、第二体操。

❷ 仰卧，一只腿笔直地向上慢慢地运动到和身体成直角，然后慢慢放下，腿不能弯曲，反复几次；接着换另一只腿重复上面的动作，反复做几次。

❸ 和上面中的动作要领相同，这次两腿同时上举后放下。这个动作难度较大，开始做时，可以稍微离开床。慢慢练习举得更高。

◎ **第四体操**

第四体操适合在产后第十天以后做。这组体操动作是为了矫正子宫的位置，通过上身的活动，增加肌肉的活力，是运动量较大的动作，产妇应根据自己身体状况来进行。其方法如下：

❶ 先做第一、第二、第三体操。

❷ 胸朝下，腰抬高，两膝距离 30 厘米左右，胸伏床上。

❸ 在床上进行四肢爬行。

❹ 仰卧，两手臂放在头顶伸直；手伸直，上身抬起，手接着伸向脚尖方向；抱住脚尖和脚踝不动，过一会儿，手向上举，回到开始的姿势；反复上述动作，多做几次。

◎ **第五体操**

第五体操适宜在产后 1 个月以后做。其方法如下：

❶ 立正姿势，上身向前并向下弯曲 5 次左右，腿不能弯曲。

❷ 上半身躺在床上，膝弯曲，左右运动 5 次左右。

❸ 立正姿势，提起脚后跟 12 次左右，脚尖着地。

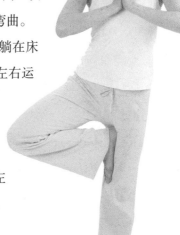

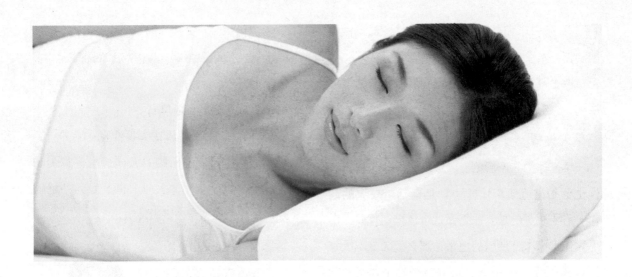

剖宫产新妈妈的运动方案

　　为免伤口疼痛或不小心扯裂，剖宫产妇女产后的复原操，最初是以呼吸为主，等到伤口愈合之后，再进行较大动作的肢体伸展。

◎产后深呼吸运动

　　❶ 仰躺床上，两手贴着大腿，将体内的气缓缓吐出。

　　❷ 两手往体侧略张开平放，用力吸气。

　　❸ 一面吸气，一面将手臂贴着床抬高，与肩膀呈一直线。

　　❹ 两手继续上抬，至头顶合掌，暂时闭气。

　　❺ 一面吐气，一面把手放在脸上方，做膜拜的姿势。

　　❻ 两手慢慢往下滑，手掌互扣尽可能下压，同时吐气，吐完气之后，双手放开回复原姿势，反复做 5 次。

◎下半身伸展运动

　　❶ 仰躺，双手手掌相扣，放在胸上。

　　❷ 右脚不动，左膝弓起。

　　❸ 将左腿尽可能伸直上抬，之后换右脚，重复做 5 次。

◎腹腰运动

　　❶ 平躺床上，旁边辅助的人，以左手扶住产妇的颈下方。

　　❷ 辅助者将产妇的头抬起来，此时产妇暂时闭气，再缓缓吐气。

❸ 辅助者用力扶起产妇的上半身，产妇在过程中保持吐气。

❹ 产妇上半身完全坐直，吐气休息，接着再一面吸气，一面慢慢由坐姿回到原来的姿势，重复做 5 次。

◎ **骨盆运动**

❶ 仰躺，屈膝，脚掌贴于地面。一只手置于背部，同时感觉到轻微的空隙。

❷ 深吸气，随后再慢慢吐气，同时将背部的肌肉平贴地板，压在手上。

❸ 保持动作数 4 下，然后放松，重复数次，使肌肉的力量增强。

◎ **腿部运动**

❶ 坐在床上，脚趾向前伸展。将脚趾往上扳，然后再把脚趾往下推。此连续动作做大约 20 次，使血液循环加快。

❷ 双脚同时往相同的方向移动，或一只脚往上，一只脚往下地运动。接着，张开双脚，同时做脚踝的环绕运动，首先要顺时针环绕，然后再逆时针环绕。

❸ 压紧膝盖，贴着床面，然后再放松。

❹ 一次弯曲一只脚，用脚跟在床上滑动，然后在换膝盖弯曲的时候，伸直另一只脚。

注意运动中的安全问题

不论如何小心安排设计，任何运动都有造成运动伤害的可能。所以要事先了解一般容易出现的错误，尽可能避免运动伤害的发生。

一般情况下，以下几种类型的人最容易造成运动伤害：

❶ 柔软度不足。

❷ 体重过重。

❸ 肌肉的力量不足。

❹ 以往不曾做过长时间的运动。

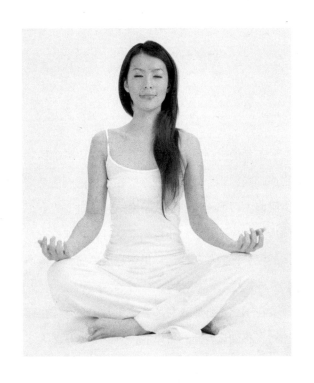

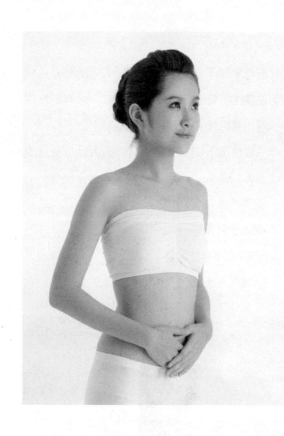

正常的运动应不引发疼痛、疲倦、胸部的紧张或呼吸困难。假如出现这些症状，很可能是因为肌肉不习惯于运动，或是由一开始时姿势不正确所致，应该马上停止运动。这时，必须检查身体的姿势。假如这些运动仍然造成疼痛，应该请教专业医生。

在感到不舒适或身体有病痛时，必须停止运动；在感染流行性感冒以后，至少要休息 2 天才能够运动。

假如感到非常疲倦或有持续性的肌肉疼痛，或是在做完运动后许久，脉搏跳动仍然无法恢复正常的频率，这很可能是因为运动过度。当下一次做运动的时候，应该做一下调整，选择合适自己的运动强度。

每天从事过于剧烈的运动，很可能会使你受到运动伤害，1 个星期只要运动 3 ~ 5 次，就足以维持身体的匀称。

要穿着轻便而舒适的衣服，这样可以让身体自由自在地呼吸。韵律服和紧身衣并非一定需要的。运动衣的衬里可以在运动中或运动后脱下。鞋子应该具备防滑功能，并拥有柔软的鞋垫和舒适而适当的鞋跟，特别是在做有氧运动的时候，不要赤脚做有氧运动。

运动时，室内温度不宜太低或太高。要确定室内没有障碍物，也没有容易碰撞的墙板，或是太滑的地板。

生产以后，许多女性的尾椎骨都会感到不适。假如你愿意，在运动的时候，可以躺在毛毯、毛巾或运动垫上。当感到疼痛时，便应该停止运动。

运动速度，要缓缓地增快，慢慢地停止。

正餐以后的 2 个小时内不要做运动。

最后，不要忘了微笑。想一想运动带来的所有好处，不要把它当作令人厌倦的琐事。

产后运动应避免的动作

运动中掌握动作要领，才不会造成身体损伤。

在做所有站立姿势的运动时，要记住以下的姿势：站直；腹部收缩，骨盆也向下收缩；肩膀向下并向后缩；保持膝盖的放松，同时不要向后倾；颈部伸直，下巴内收；正常地呼吸，不可有意地憋气。

做任何有关弯曲膝盖的运动时，要确保膝盖是在脚趾的正上方，即膝盖与脚趾成直线。同时，要避免使膝盖和脚踝的韧带受伤。

做躯体向上的运动时，膝盖要弯曲，脚掌平贴于地面，腹部要收缩，好让背部能平贴于地板。当做更剧烈的运动时，手置于头部后方，使手指维持平贴于耳朵旁。手掌不要用力，否则很可能拉伤颈部。

做任何四肢的运动时，要收缩腹部，并维持腹部的平坦。进行任何头部与颈部的运动时，应该保持运动的缓慢与平顺，不可用力过大或过快。

温 馨 提 示

由于产妇的特殊生理条件，有些运动并不适合产妇来做，稍有不慎就有可能造成运动伤害，起到反作用。

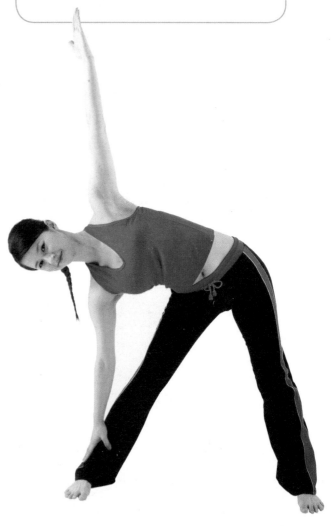

产后运动中意外的处理方法

如果确实遵循前述的安全指导，一般不会有任何需要紧急救助的问题。但产妇和家人还是应该学习一些关于运动伤害的紧急处理的办法，若不幸有损伤状况发生，可及时处理以减少身体组织的伤害，并加速伤口的恢复。

不论肌肉是拉伤或裂伤，还是直接在肢体部位的重击，或支撑关节的韧带受伤，例如脚踝的扭伤，这些情形的结果都非常相似。通常，先感到疼痛，随后出现肿胀的症状，且受伤的部位瘀血。这会导致肢体不能活动，这种疼痛持续得愈久，关节僵硬的概率就愈大。同时，可能导致肌肉的萎缩。假如能尽量避免肿胀与瘀血区域的扩大，就可以降低疼痛感，并使恢复的速度较快。

对于比较次要的肢体所受到的伤害，可以采取的紧急处理方式包括休息、冰敷、压迫与抬高。

休息即在治疗的过程中，暂时不要活动肢体1～2天。冰敷的作用是减轻疼痛感，并减缓血液的流动，具有降低受伤部位肿胀的可能。压迫则是用弹性纱布或绷带绑住受伤部位。抬高则是受伤部位如脚踝或手掌，会因为压力而肿胀，由于这些部位通常是下垂的，因此可以抬起脚，放在架子上；或是用吊带支撑手臂，以固定手臂避免二次伤害。这么一来，便可以减轻肿胀与疼痛。

任何在紧急救助后，无法快速恢复的伤害，或是造成问题的伤害，应该及时向医生或物理治疗师求助，切不可耽误。

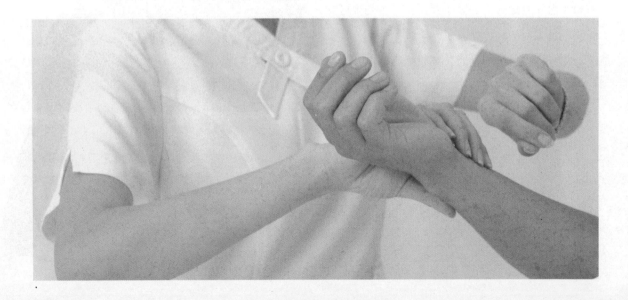

✳ 养颜护发的护理方案 ✳

产后皮肤保养的秘诀

妊娠期和产后女性的皮肤，无论如何保养，都难免会有一些变化。

经历过怀胎十月的种种不适和分娩的痛楚，一般女性在产后都会把所有的注意力放到婴儿身上，很少有人会注意到自己皮肤是否应当恢复如初。

在产褥期间，不但应当好好休养，恢复精力、体力和保养身材，对皮肤的呵护更是不可多得的好时机。

◎ 妊娠期间最常见的皮肤变化

色素沉淀，是最明显的皮肤变化。因为体内雌性激素的改变，会使体表部位的黑色素增多，在颈部、腋下、乳晕、腹部中线、腹股沟或手脚关节处部位，都会发生色素沉淀。

另外，还会有黑眼圈加深或色素斑的形成。黑眼圈的加深与长期睡眠不足、妊娠期色素沉淀和血管淤积有关。

色素斑的形成，是所有生育女性的烦恼，包括原有的斑纹加深，如雀斑、晒斑等，会产生一

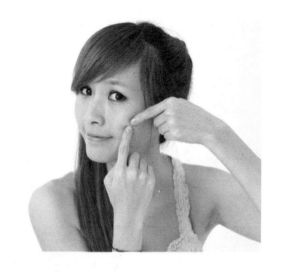

些新斑点，如黑斑或颧骨斑。黑斑又称妊娠斑，通常在怀孕后产生，属界限不明显的网状或片状色素斑，分布在双颊、额头、上唇等部位。妊娠斑的产生和体质、生活压力、日晒、激素水平变化有关。

赘肉的产生，属一种体质性变化，常发生在颈部，有些人在眼皮皱褶部位或胸部、腹部、乳晕处也会产生，是一些约 1 厘米的小突起，颜色多为深肤色、咖啡色或黑色。这些赘肉除了美观上的问题外，与身体健康无关，所以不用太担心，可以通过镭射法去除。

湿疹和过敏性皮肤炎。人的 T 细胞免疫反应分两类：Th1 及 Th2 型。Th1 与对抗病毒、细菌等有关，而过敏反应和 Th2 有关。这两类在体内原本平衡，妊娠期母亲的免疫力为适应胎儿的存在，会偏于第 2 型 T 细胞反应。因此，有过敏体质的孕妈妈会有一些皮肤瘙痒等不适的症状产生。

痘痘增加。因为怀孕初期黄体激素的分泌，再加上睡眠不好或生活压力等因素，有一些孕妈妈会有痘痘增生问题。因为无法使用口服药物治疗，加上妊娠期容易发生色素沉淀，所以痘痘会更明显。

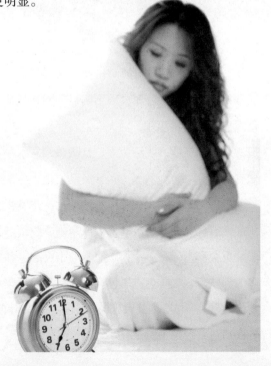

◎产褥期皮肤呵护重点

女性在怀孕、生产过程中，因为体内激素分泌水平的变化，加上孕期的长期不适、睡眠不足，会使胶原蛋白的流失增加，色素沉淀，皮肤老化较快。

产褥期间，是新妈妈照顾宝宝和恢复精力、体力、保养身材的时机，也是好好呵护皮肤的最佳契机，所以新妈妈们不要轻易错过。呵护好皮肤的重点包括：

保障充足睡眠，营养均衡；

对皮肤做好基础保养；

适度选用抗老化产品和美白保养品；

适时恢复医学美容疗程。

◎让皮肤光彩靓丽

怀孕期间，孕妈妈可以先针对自己皮肤的变化，寻求皮肤科专业医生的建议，使用功能性较佳又不会伤害到宝宝的保养品，尤其是有敏感肤质等特殊肤质的孕妈妈，更要小心选用护肤品，以避免诱发接触性过敏性皮炎。

临产前，孕妈妈可以再度咨询医生，使用一些高效能医疗保养品，以期在分娩后短期内尽快恢复漂亮的肌肤。如果需要借助医学美容治疗，可以先预约好哺乳期内、上班前的时间，给自己安排一个保养、恢复的过渡期。

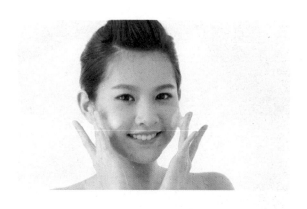

并不需急着接受美容治疗的哺乳妈妈，应当好好休息，及时选用适合自己的保养品，使皮肤状况获得改善，因为妊娠长的赘肉和赘疣，在保养调整期内也能减少。现代城市职场中，一般都有不少于98天的产假，出月子后就可以找到医院接受皮肤保养和专业治疗。新妈妈重返职场前，除了要努力恢复身材之外，皮肤也要注意保养，达到靓丽如昔、光彩照人。

温 馨 提 示

生育会加速自然衰老过程，出现皮肤松弛是很自然的生理现象。哺乳期间体内营养消耗较大，如果不注意补充营养，脸色会变得很难看。要多吃一些含胶质的食物，如猪蹄、骨头汤等，以补充肌肤所需要的胶原蛋白。

不同季节护肤要点

◎春季

对于在春季生宝宝的新妈妈来说，由于气候已逐渐由干冷转为温湿，因此，肌肤也会相对的较润泽。但由于此时皮脂腺分泌比较旺盛，肌肤对于外界的吸附能力也会增强，空气中的灰尘、细菌、花粉等物体容易黏附在肌肤上，再加上产后内分泌正在调节中、尚不稳定。因此，春季，新妈妈皮肤较敏感。到了春末夏初时，油性皮肤的新妈妈还会感觉皮肤更加油腻，随着气温升高，皮脂腺分泌越来越旺盛，此时极易诱发痤疮。

保养要点

在季节更迭之际，应注意增强肌肤的耐受力，做好清洁、保养、保湿的工作，将肌肤调整到最佳状态，以适应季节变化。可以在眼、唇四周较脆弱的肌肤部位使用滋润型的保养品；其他部位用不太油、补水性强、不刺激的护肤品；两颊容易干燥的新妈妈，可常用补水面膜来敷脸；到了春末夏初时，注意及时清除皮肤表面的汗液，每天早晚用去污力强的洁面产品洗脸，每周做一次深层清洁面膜，以疏通毛孔；春季虽然阳光照射不太强烈，但新妈妈也应注意防晒，尤其是脸上长有妊娠斑的新妈妈，出门时一定要使用防晒霜、戴遮阳帽或者打遮阳伞。

◎夏季

与春季相比，夏天天气炎热，皮脂腺与汗腺分泌更加旺盛，新陈代谢的速度也更快，汗水与油脂容易沉积在肌肤上，因此，肌肤容易出油长痘。另外，过度的阳光浴还会让新妈妈肤色变得暗沉，妊娠斑加重。

保养要点

清洁是夏季的保养重点，每天应彻底清洁肌肤，经常沐浴，避免汗液和分泌物刺激皮肤。洗完脸后赶紧擦上弱酸性化妆水及乳液，以调整肌肤的酸碱度，这样就能防止肌肤变得粗糙。还可以使用一些无油保湿型的护肤品，如果再搭配每周一次的面霜按摩，肌肤就会更加清爽宜人。

夏季，过强的紫外线会破坏皮肤细胞，引起皮肤浅表面的血管扩张、充血，甚至细胞水肿，导致新妈妈长斑、妊娠斑加重等。因此，防晒是夏季保养的重头戏。首先，外出时一定要涂抹防晒效果较好的防晒乳液；其次，外出时最好戴上遮阳帽及太阳眼镜；另外，尽量避免在上午10：00至下午15：00长时间地待在太阳底下，必要时可外罩轻薄透气外套。

为了保持皮肤的滋润，新妈妈应保证饮用足够的水，还可适当使用一些补水保湿效果较好的面膜，每周使用1～2次，即可保持皮肤的白皙润泽。

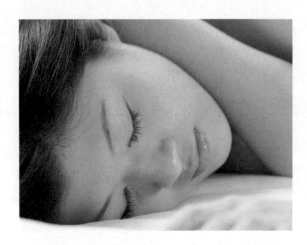

注意休息，避免身体太劳累，以免压力太大伤及肝肾、刺激黑色素生长而加重妊娠斑。

◎秋季

秋季风大尘多，空气变得干燥、凉爽，新妈妈会感觉到皮肤总是紧绷绷的，这是在提醒你皮肤缺水了。如果皮肤缺水严重，就会出现干裂、脱屑的现象。

保养要点

秋季，身体的新陈代谢减缓，要加强肌肤的清洁与补水。中、干性肤质的新妈妈可选用较滋润的霜类保养品，而应避免使用含有酒精成分的护肤品；油性肤质的新妈妈则可以使用乳液类保养品，而且洗完脸后，可将化妆水由原来的弱酸性改为弱碱性，以加强毛孔的收敛效果，并且要多做一些脸部按摩，让疲惫的肌肤重拾活力、消解疲劳；混合性肤质的新妈妈，可在T字区（指额头和鼻子）涂抹乳液类护肤品，脸颊等干燥部位则要用滋润性较好的面霜。另外，干燥的天气，眼部容易产生皱纹，因此，不管哪种肤质，应当早晚使用眼霜。

◎ **冬季**

冬季较为干冷，很多肤质不理想的新妈妈很容易在这个季节出现"冬季痒"的现象，其实这是皮脂分泌缓慢造成的。建议冬天生宝宝的新妈妈加强运动锻炼，以增强体质，提高皮肤抵御寒冷的能力。另外，有些新妈妈还应注意防冻伤、水肿。

保养要点

使用具有滋润保湿功能的护肤品，以减少皮肤水分的蒸发。润肤霜、营养霜、润唇膏、护手霜等都是不错的选择。

使用不含酒精成分的化妆水，以免使皮肤的油脂含量减少。最好选择含有甘油成分的化妆水，可调理肌肤水油平衡，保持皮肤的油脂含量。敏感肌肤或干性肌肤的新妈妈，可选用含有甘菊、金盏草、接骨木等中药的化妆水。

减少洗脸次数，以免过度洗脸导致皮肤油脂流失，造成皮肤干燥。另外，还可适当按摩面部皮肤，以促进脸部血液循环，淡化妊娠斑，改善肤色；手足部皮肤干燥的新妈妈，可在入睡前用温水浸泡手足，再涂护手霜，以防止皮肤皲裂。

适当用湿热毛巾敷面，以促进血管扩张、毛孔张开，加速血液涌向表皮，使肌肉放松，皮肤表皮上的灰尘和皮屑就会脱落。

在饮食方面，要注意营养均衡，适当多吃富含蛋白质和维生素的食物，少吃刺激性的辛辣食品。

产后新妈妈的化妆术

生产后的新妈妈常显得面色苍白，所以不妨用化妆术来改善。具体来说要注意如下事项：

◎ **皱纹**

若皮肤变得比平时干燥，眼外角的皱纹将更明显。厚的粉底会加重这些皱纹，应停止化妆几天，直到皮肤再次湿润；或选择质地细密的粉底或细腻透明粉。

◎ **油性皮肤**

用水剂湿润打底，用透明粉抹在油性斑块上。

◎ **干性皮肤**

用油剂粉底。对干燥斑块可用两种润湿剂：开始是薄霜，易被皮肤吸收，然后在其上加一细层合适的化妆品，以减低水分丢失。但是，若脸部皮肤发生脱落，就应放弃所有化妆品，必须湿润皮肤；若皮肤脱落而变红，则应该进行治疗。

◎ 肿胀

　　病患在下颌处最易被注意，可用一些棕色粉在颧骨下方和颈的两侧涂些薄粉，以使注意力不集中于此。还可涂些凉性药，使疼痛缓解。

◎ 黑眼圈

　　加一层薄底，待其干后在眼下搽一层薄的面霜。待几分钟后，再加另一层底粉，轻轻混合，最后加无色粉。

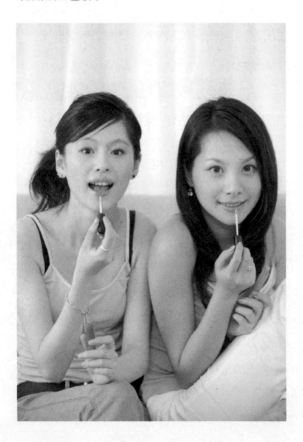

怎样有效去除妊娠斑

　　产后，脸上的妊娠斑是最让新妈妈头疼的肌肤问题。那么妊娠斑究竟是怎么回事呢？妊娠斑是在妊娠期间由于怀孕后雌激素水平变化而产生的，又称黄褐斑。由于它以鼻尖和面颊部最突出，而且呈对称分布，形状像蝴蝶，因此也称蝴蝶斑。

◎ **消除妊娠斑的专业方案**

　　因存在个体差异，有些准妈妈的斑重一些，有些则轻一些。分娩后，由于体内激素分泌恢复到孕前的正常水平，因此大部分新妈妈脸上的妊娠斑都会自然减轻或消失，但也有人会依然存在。如果妊娠斑长期不消失，新妈妈可考虑通过以下流行的专业祛斑方法来处理。但无论任何祛斑方法，在使用前，一定要咨询医生或美容顾问，切不可随意选择。

　　中草药祛斑法。按照中医祛斑原理，适当服用具有祛斑功能的中草药制剂，加外敷中草药面膜，由内而外淡化妊娠斑。这种方法比较稳妥，但往往见效也慢。

　　针灸祛斑。通过调节、疏通经络，以改善人体内分泌，达到祛斑的目的。

　　果酸祛斑。用高浓度果酸剥脱表皮。与以往的化学剥脱相比，果酸祛斑更安全可靠。

激光祛斑。用先进的激光仪器除去妊娠斑。

药物祛斑。口服维生素 C，结合静脉注射维生素 C。

磨削祛斑。用机械磨削的方法，除去表层的妊娠斑。

◎消除妊娠斑的日常养护要点

任何方法消除妊娠斑都不能立竿见影，都需要一定的时间。其实，要想祛除妊娠斑，日常生活中的一些习惯和细节也会有所影响。因此，为了早日赶走妊娠斑，新妈妈在日常生活中应注意做到以下几个方面。

选择合适的护肤品，建议选用含有天然成分及中药类成分的祛斑护肤品。

避免日晒，根据季节不同选择 SPF（防晒系数）不同的防晒品。

注意休息，每天要保证充足的睡眠，至少 8小时。

保持平和的心境、良好的情绪，不急、不躁、不忧郁。

注意日常饮食。由于维生素 C 能增强身体的抗氧化作用，可抑制代谢废物转化成有色物质，从而减少黑色素的生成，淡化妊娠斑，因此要多吃富含维生素 C 的食物，如西红柿、柠檬、鲜枣、猕猴桃、山楂等；维生素 E 能促进血液循环，滋润肌肤，建议多吃芝麻、核桃、花生等

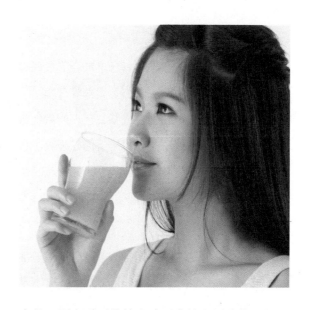

食物；蛋白质可维持皮肤正常的生理功能，是肌肤细胞必需的营养成分，新妈妈平时可多吃些瘦肉、豆制品及鱼类等食物。此外，还要避免食用油腻、辛辣的食物，忌烟、酒及浓咖啡。

温 馨 提 示

有些女性由于怀孕而在面部形成妊娠斑，主要是黄褐斑和雀斑。黄褐斑是发生在面部的一种色素沉着性皮肤病，某些由消耗性疾病（如结核、癌瘤、慢性酒精中毒等）引起的妊娠黄褐斑多在分娩后 1 年左右消失，但也可能久不消失。

如何有效赶走妊娠纹

妊娠期间，大多数准妈妈身上都会形成妊娠纹，尤其是胸部、大腿、背部及臀部等部位。

妊娠纹开始时呈粉红色或紫红色，产后则会变成银白色。新妈妈要想对付难看的妊娠纹，从孕期就要开始注意预防，产后更要注意及时修复。

◎妊娠纹的形成原因

妊娠纹形成的主要原因是，怀孕后，由于准妈妈皮肤真皮层中的胶原蛋白及弹力蛋白不足以负荷肚皮突然被撑得太大，从而引起纤维断裂，使皮肤凹陷、挤压毛细血管、在皮肤表面形成伤痕状的条纹。

◎做好产后修复

做好孕期预防，再加上产后及时修复，基本上就可遏制妊娠纹。即使新妈妈产后出现了妊娠纹，也不要紧，只要及时做好修复护理，也能使妊娠纹淡化，甚至消失。

◎改善妊娠纹的按摩法

按摩前，先在长有妊娠纹的部位涂抹妊娠纹修复霜，妊娠纹严重的部位多涂抹一些。

按摩腹部。以脐部为中心，用手掌按照顺时针方向不断地画圈按摩，画圈时应由小到大向外逐渐扩散，直到均匀地按摩到整个腹部为止。

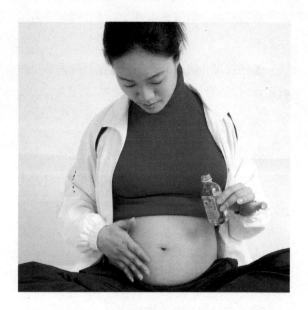

按摩臀部。将双手放在臀部下方，手腕用力将手掌由下向上、由内至外按摩双臀。

按摩大腿。用双手手掌由膝盖开始往上按摩至髋部，反复按摩 10 次。

按摩乳房。以乳沟为起点，用双手指腹从下向上、从内到外轻轻画圈按摩，直至贴近颈部为止。

按摩背部。让家人帮忙用双手由新妈妈的脊椎中心沿肋骨向两侧按摩。

◎运动

产后适度运动有助于减轻体重，改善皮肤的延展性，增加皮肤弹性。跑步、快走、游泳、各种体操及瑜伽等都是不错的运动方式，新妈妈锻炼时，应持之以恒。

妙用蛋清去妊娠纹。方法一：洗净腹部后按摩10分钟，把鸡蛋清敷在肚子上，过10分钟左右擦掉，再做一下腹部按摩，这样可以让皮肤吸收更好一些。同时还可以加入一些橄榄油，其中的维生素 E 对促进皮肤胶原纤维的再生很有好处，维生素 A、维生素 C 对防皱也有一定的作用。方法二：晚上睡觉前在腹部妊娠纹处敷好鸡蛋清后，用纯棉的白布条裹好，第二天放开再进行更换。

认识产后落发的原因

头发的更新和生长变化，与体内激素分泌水平，有着密切关系。

一般正常人，每天会掉 50 ~ 100 根头发。卷发脱落得会更快，每天掉 200 根以内也属于正常。如果超过了这个数值，或局部脱落，就应该及时到医院诊治。通常，医生会要求病人记录一周的落发数量，作为诊治的依据。

产后脱发，源于孕期激素水平的变化。怀孕期间，雌激素分泌增多，导致毛发更新缓慢，很多应在孕期正常脱落的头发，因此而没有脱落，延长了生长期，一直保存到产后。产后体内激素水平下降到正常，已经步入衰老期的头发就会纷纷脱落，造成大量脱发的现象。因此，产后脱发既是一种暂时现象，也是正常现象。

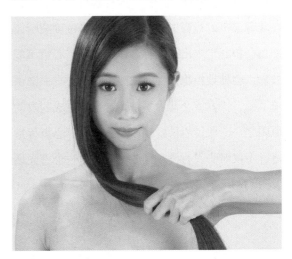

如果是产后的正常脱发，新妈妈就不用担心，只要做好日常的养发护发工作就可以了。但如果产后脱发存在其他原因，如新妈妈贫血、营养不良、分娩时大出血等，应尽快医治合并症。

产后护发的五个要点

多补充蛋白质：头发最重要的营养来源是蛋白质。所以，新妈妈在饮食方面，除了应当注意均衡摄取外，还应当多补充一些富含蛋白质的食物，如牛奶、鸡蛋、鱼、瘦肉、核桃、葵花子、芝麻等。

保持心情舒畅：产前、产后容易精神紧张，在养育宝宝的过程中，新妈妈又容易过度疲劳，还总会担心宝宝出现各种各样的问题，心情不能放松，会导致植物性神经功能紊乱，头皮血液供应不畅，头发就会营养不良，这也是造成脱发的原因之一。保持心情舒畅，没有焦虑、恐惧等情绪，不仅对头发有益，还能美容，做一个容光焕发的妈妈。

适度清洗头发：健康毛发的前提，是保持清洁。头发根部的毛囊皮脂腺，要持续不断地活动，每天分泌的油脂容易黏附环境中的灰尘，会增加毛发梳理时的摩擦力，造成头发表面的毛小皮翻翘，影响到头发的营养供给，头发就会变得暗淡、干燥、开叉，甚至会断裂脱落。同时，过多的油脂是真菌、细菌的培养基，会间接引起头皮屑等问题。

科学测试证明，头发有自己的恢复调节功能。头发清洗以后，只要过四个小时，油脂量就能恢复到清洗以前的状态。每天采用正确的方法洗头，不但不会洗坏发质，还可以及时清除油脂和污垢，防止头发干燥、开叉，减少头发受损机会和断发机会，有效控制头皮屑的产生，保持头发整洁秀丽，令头发更健康亮泽。

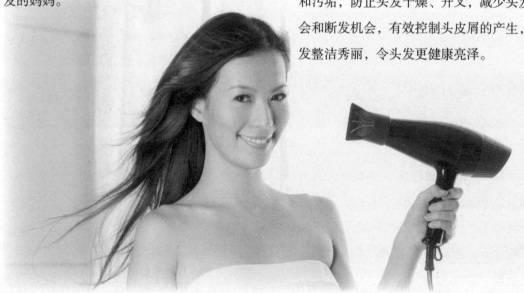

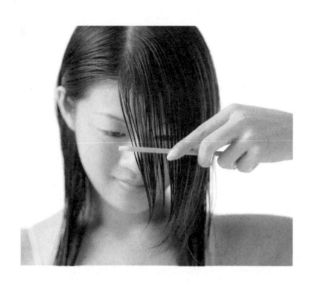

当然，需要认真针对自己的发质，挑选洗发用品，如果干性发质使用油性发质的洗发水，就会发生越洗越干的问题。

洗发后，最好再使用含水解蛋白、毛鳞素的护发素，以防止头发干涩、分叉或纠结，保持头发的光滑柔顺。

按摩头皮：在洗头发的时候，避免用力抓扯头发，而应当用指腹轻轻地按摩头皮，以促进头发的生长以及脑部的血液循环。每天用清洁的木梳梳头 100 下，也是不错的一种按摩方式。

梳头也是一门学问：梳头应由发尾先梳。正确的方法，应该先由发尾开始，先将发尾纠结的头发梳开，再由发根向发尾梳理，这样可以防止头发因外力而分叉、断裂。

产后护发养发的小秘诀

啤酒洗发法

材料：啤酒、市售洗发水各 1 杯。

做法及用法：将 1 杯啤酒倒入锅里，用中火加热至沸腾，至啤酒浓缩到原来的 1/4 量时，盛出，与 1 杯市售洗发水混合在一起搅拌均匀，倒入干净的空瓶中，待洗发时取用即可。

功效：改善发质，修复受损发丝，使头发更具光泽。

蛋清洗发法

材料：鸡蛋 1 个（约 60 克），市售洗发水适量。

做法及用法：鸡蛋敲破，分离蛋清和蛋黄，取蛋清打至起泡，然后加入约两次用量的市售洗发水搅拌均匀。洗发时，取一半的蛋清洗发水洗发即可。剩下的蛋黄可用来制作面膜。

功效：增强发根的韧性，促进毛发再生。

橄榄油洗发法

材料：橄榄油 1/4 杯，市售洗发水 1 杯。

做法及用法：将橄榄油 1/4 杯、市售洗发水 1 杯与半杯水混合在一起，搅拌均匀成糊状，倒入瓶子里。待洗发时取用即可。

功效：增强发丝的韧性，营养发根，滋润干性发质。

桑白皮洗发法

材料： 桑白皮 1 200 克。

做法及用法： 将桑白皮用水浸泡，然后连水一同倒入锅中，再加入适量水，用小火煮沸，滤渣取汁。用煮好的桑白皮水代替普通热水洗发即可。

功效： 强健发根，坚持使用可以预防并改善脱发，尤其适合刚开始脱发的新妈妈使用。

果皮洗发法

材料： 橘子皮、柠檬汁、市售洗发水各适量。

做法及用法： 橘子皮洗净，放入榨汁机中搅打成糊状，与柠檬汁、少量纯净水一同加入市售洗发水中，充分混合后用微波炉加热 1 ~ 2 分钟，待冷却后装入密封瓶里保存。待洗发时取用即可。

功效： 有效祛除多余皮脂，清洁头皮及发丝。

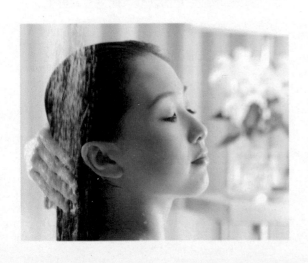

黄豆护发法

材料： 黄豆 50 克。

做法及用法： 将黄豆和两杯矿泉水一起煮沸，然后转小火煮成剩至一杯后晾温，滤渣取汁。洗发后，用黄豆水最后一次冲洗头发，之后不必再用清水冲头发。

功效： 改善产后脱发，尤其适用于头皮痒、头发没有光泽。

西红柿面粉护发素

材料： 西红柿 1 个，面粉适量。

做法及用法： 将西红柿洗净，放入榨汁机中打成糊状，加入面粉，调至合适浓度。清洁头发后，用毛巾把头发稍微擦干，再将此款护发素涂抹到头皮及头发上，适当按摩，再包上热毛巾、戴上浴帽，15 ~ 20 分钟用温水冲洗干净。

功效： 滋养头发，缓解脱发，令发丝明亮有光泽。

鸡蛋油醋护发素

材料： 鸡蛋两个，黑芝麻油、甘油、米醋各 1 匙。

做法及用法： 鸡蛋敲破，放入碗中搅打至起泡，边搅打边加入黑芝麻油、甘油、米醋，混合均匀。洗发后，将此护发素涂抹在头发上，并适当按摩，最后用清水洗净即可。

功效： 滋养秀发，改善发丝干枯、分叉。

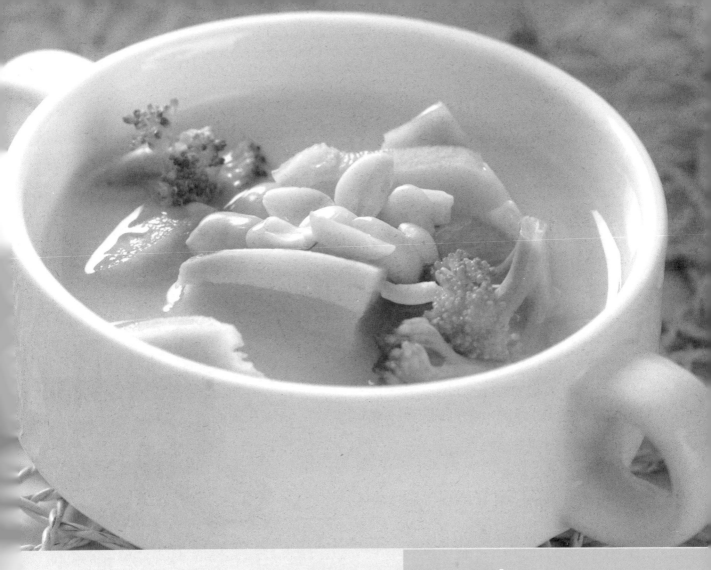

第 4 章

膳食调养,
月子里的饮食宜忌

✳ 产后饮食的科学安排 ✳

产后新妈妈的膳食原则

◎ 多吃营养价值高的食物

孕妇分娩时，大量液体排出，如羊水等，在生产过程中出汗较多，所以产后应多给高热量的流质饮食，多喝汤水，以利促进身体恢复和促进乳汁的分泌。产妇一定要记住，产后所需营养并不比怀孕期间少。尤其要多吃含蛋白质、钙、铁比较丰富的食物，如牛肉、鸡蛋、牛奶、动物肝和肾、豆类和豆制品等。

◎ 增加餐次，少食多餐

新妈妈胃肠功能减弱，蠕动减慢，如果一次进食过多会增加胃肠负担，减弱胃肠道功能，过量的饮食还会让新妈妈体重增加，对产后恢复无益。

产妇每日餐次应比一般人多，以 5 ~ 6 次为宜。若采用多餐制则有利胃肠功能恢复，减轻胃肠负担。

◎ 食物干稀搭配

每餐食物应做干稀搭配。干者可保证营养的供给，稀者则可提供足够的水分。奶中含有大量

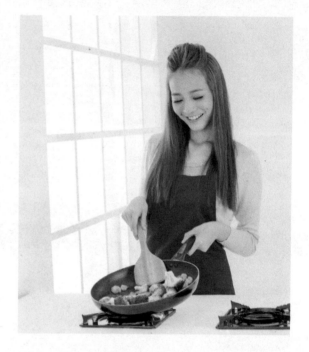

水分，所以乳母哺乳需要大量补充水分，使乳汁便于分泌。产后失血伤津，亦需要水分来促进母体的康复。补充水分较多，可防止产后便秘。食物中干稀搭配较之于单纯喝水及饮料来补充水分要好得多。因为食物的汤汁既有营养，又有增进食欲的功能，而单纯饮水则反而冲淡胃液，降低食欲。可多喝营养丰富的下奶汤或粥，此外还可饮用果汁、牛奶等。

◎ 荤素搭配，避免偏食

在产后身体恢复及哺乳期间，食用产热量高的肉类食物是必需的，但荤食过量不利于胃肠蠕动，影响消化。蛋白质及糖类的代谢必须有其他营养素的参与，过于偏食肉类食物反而会导致其他营养素的缺乏。

某些素食除含有肉类食物不具有或少有的营养素外，一般含有大量纤维素，能促进胃肠蠕动，促进消化，防止便秘。因此，广泛摄食各类食物，荤素搭配，既能保证营养均衡，促进食欲，又可预防疾病，且进食的品种越丰富，营养越平衡和全面。

◎ 清淡适宜

一般认为，月子里以饮食清（尽量不放调味料）淡（不放或少放食盐）为好，但此种观点并不正确。

从科学角度讲，月子里的饮食应清淡适宜，即调味料如葱、姜、大蒜、花椒、辣椒、酒等应少于一般人的量，食盐也以少放为宜，但并不是不放或过少。调味料除增加食欲外，对产妇身体康复也是有利的。

◎ 注意调理脾胃

月子里应食用一些健脾开胃、促进消化、增进食欲的食物，如山药、山楂糕（片）、大枣、西红柿等。山楂除开胃助消化外，还有促进子宫恢复等作用。

情况不一，营养补充也不一样

◎ 费力不讨好的"错妈妈"

新妈妈有两种不可取：一种是在分娩后为补充营养和保证充足的奶水，过分重视产后的饮食滋补。然而产后滋补过量再加上少运动就会导致肥胖。与之相反的第二种就是节食，有些新妈妈在产后为了尽快恢复怀孕前的身材在产后就马上节食，这样做有伤身体，尤其是哺乳的新妈妈更会由于节食导致奶水不足。过多或者过少都会导致新妈妈营养过剩或者营养不良，新妈妈的营养如何跟进，其实是有诀窍的。

◎ 生产方式不同，营养跟进方式不同

顺产新妈妈：第一餐补充糖类有利于恢复能量；蛋白质可以快速修复身体；维生素 C 和铁也是必需的营养素，可以帮助身体恢复生产时失去的血液。产后一周内注意多吃少渣饮食，避免硬便和便秘；不吃辛辣和刺激性食物；适当吃一些粗粮；伤口愈合前要少吃鱼类。

剖宫产新妈妈：通常术后 6 小时内禁食、禁水，6 小时后可以喝一点水，以刺激肠道蠕动。待胃肠道功能恢复后可以吃流食，但不要喝牛

奶、豆浆、红糖水，吃鸡蛋等易引起胀气的食物。

◎ 体质不同，营养跟进方式不同

寒性体质妈妈

自我判断：寒性体质的女性通常面色苍白，经常会怕冷或四肢冰冷，口淡不渴，大便稀软，总有尿频的现象，痰涎清，涕清稀，舌苔白，平常容易感冒。

应对方式：对于体质偏寒的新妈妈来说，可以食用一些温补的食物或药物，达到养血补气的目的。如麻油鸡、烧酒鸡、四物汤、四物鸡或十全大补汤等，补充营养时不能太油，以免腹泻。食用水果时不要吃寒凉蔬果，如柚子、梨子、杨桃、西红柿、香瓜、哈密瓜、西瓜、木瓜、葡萄柚等；但是可以吃些荔枝、龙眼、苹果、草莓、樱桃、葡萄等水果。

热性体质妈妈

自我判断：面红目赤，怕热，四肢或手足心热，经常口干或口苦，大便干硬或便秘，痰涕黄稠，尿量少色黄赤、味臭，舌苔黄或干，舌质红赤，易口破，皮肤易长痘疮或痔疮等。

应对方式：对于体质偏热的新妈妈来说，滋补的食品注意不要太热，可以吃些山药鸡、黑糯米、鱼汤、排骨汤等；蔬菜类可选丝瓜、冬瓜、莲藕等；汤类可以选择如木瓜、鱼尾煲花生汤、章鱼、花生煲瘦肉汤，通草、北芪煲猪脚。但是

不适合吃荔枝、桂圆，可少量吃些柳橙、草莓、樱桃、葡萄等。

中性体质妈妈

自我判断：不热不寒，不特别口干，身体状况良好。

应对方式：对于中性体质的新妈妈来说，饮食上比较容易选择，可以食补与药补交叉食用，没有什么特别问题。如果补了之后口干、口苦或长痘，就停一下药补，可以吃些降火的蔬菜，也可喝纯橙子汁或纯葡萄汁，但要注意果汁的温度一定要温热，不能喝冰的。

◎ 季节不同，营养跟进方式不同

春、夏、秋、冬四季由于温度差异大，不仅新妈妈坐月子的方式必须有所调整，月子餐也要根据季节改变，否则会有不良反应发生。一般传统的坐月子饮食，性质温热，适用于冬季、春秋时节，月子餐中的生姜和酒都可稍稍减少，若是夏天盛热之际，可不用酒烹调食物，但是姜片仍不可完全不用，每次用2～3片即可。

◎ 产后症状不同，营养跟进方式不同

新妈妈产后身体虚弱，经常会有一些不适症状，影响新妈妈的顺利康复。对此，新妈妈可以有针对性地进行食补和药补。例如，贫血的新妈妈可多吃高铁质食物，包括肉类、黑糯米粥、红

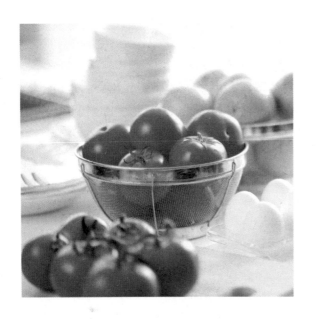

豆汤等。若是胀奶，可用 50 克麦芽糖，9 克蒲公英，9 克王不留行，加入食物中制成药膳，促进排乳。新妈妈若便秘则可吃香蕉、蜂蜜、芝麻糊促进排便。若腰背部、手肘及手腕疼痛不堪，可炖煮杜仲猪腰汤，恶露干净后可吃十全大补汤，对解除筋骨酸痛都有不错的效果。

温 馨 提 示

　　通常产后饮食应以精、杂、稀、软为主要原则。具体地说，就是指饮食要"精炼"、食物品种要多样化、水分要多一些、食物要细软易消化。

月子期营养素应如何摄取

　　整个月子期间，新妈妈需要足够的营养来满足自身需要和哺乳需要，于是很多新妈妈鸡蛋、红糖不停地吃，顿顿少不了鸡、鸭、鱼肉。然而，这种做法并不科学，过量摄取营养，会使新妈妈的身体肥胖起来。严重者还会导致体内糖和脂肪代谢失调，使得糖尿病、冠心病等疾病的发生率增高。所以新妈妈需要吸收营养，更需要正确地吸收所需的营养。

◎月子里的营养补充原则

　　适量增加蛋白质的摄入量：因为在怀孕分娩过程中，女性自身丢失的蛋白质较多；分娩后，如果哺乳的话，蛋白质也会随着奶水流失。所以月子里需要较多的蛋白质，一般哺乳期妈妈每天比普通人要多摄入 20 克蛋白质。如蛋白质不足，既影响母体康复，也影响泌乳质量。当然一定要注意适量，过量摄入反而适得其反。

　　增加钙的摄入：月子里的新妈妈都需要补钙，因为妈妈本人和宝宝都需要钙，通常情况下，在哺乳期的新妈妈普遍都会发生骨密度低下，甚至骨质疏松的情况，为了改善这种情况，新妈妈每天需要 1 200 毫克钙。

　　适当的能量摄入：大鱼大肉的饮食会令新妈妈身材变形，营养过剩，月子餐一定要控制能量的摄入，具体摄入量要视是否哺乳来决定，如不哺乳就不需要太多的能量，按一般的能量就可以了，如哺乳则每天应比正常人增加 500 千卡。

水分也是营养：新妈妈在分娩过程中因失血等原因，流失的体液比较多，而且分娩后子宫内膜、宫腔内壁都需要修复。同时，在哺乳期，新妈妈乳汁的分泌也要有充足的液体，刚分娩的新妈妈基础代谢率高，身体较弱，出汗较多，每天需要补充不少于 1 200 毫升的水。

微营养素少不了：矿物质、微量元素及各种维生素统称为微营养素，新妈妈由于本人康复及哺乳，需要比常人摄入更多的微营养素，所以月子餐必须多种多样，合理搭配荤素。

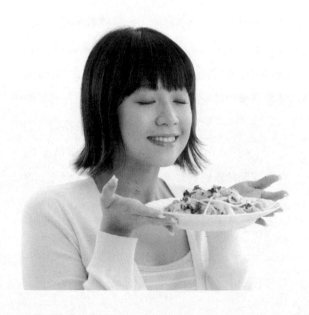

◎营养元素从哪里获取

蛋白质

瘦肉、鱼、蛋、鸡、鸭和乳制品等都含有大量的动物蛋白质；花生、豆类和豆类制品含有大量的植物蛋白质。总体来讲，从蛋白质的质量、被消化吸收的程度来看，海鲜要优于肉类。

脂肪

肉类和动物油含有动物脂肪；豆类、花生仁、核桃仁、葵花子、菜籽和芝麻中含有植物脂肪。

糖类

所有的谷物类、白薯、土豆、栗子、莲子、藕、菱角、蜂蜜和食糖中含有大量的糖类。

矿物质

含钙较多的食物：豆类、奶类、蛋黄、深绿色蔬菜、米糠、麦麸、花生、海带、紫菜等。

含磷较多的食物：粗粮、黄豆、蚕豆、花生、土豆、坚果、肉类、蛋类、鱼、虾、奶类、动物肝脏等。

含铁较多的食物：以动物肝脏中含铁最丰富，其次为动物血、心、肾，木耳、瘦肉、蛋类、绿叶菜、芝麻、豆类、海带、紫菜、杏、桃、李等。

含锌较多的食物：海带、奶类、蛋类、牡蛎、大豆、茄子、扁豆等。

含碘较多的食物：海带、紫菜等。

含硒较多的食物：海产品，动物肝脏、肾脏、肉类、大米等。

维生素

维生素 A：鱼肝油、蛋类、动物肝脏、乳制品都含有较多的维生素 A；菠菜、荠菜、胡萝卜、韭菜、苋菜和莴苣叶中含胡萝卜素量较多。胡萝卜素在人体内可以转化成维生素 A。

B 族维生素：小米、玉米、糙米、麦粉、豆类、动物肝脏和蛋类中都含有大量的 B 族维生素，青菜和水果中也富含 B 族维生素。

维生素 C：各种新鲜蔬菜、柑橘、橙柚、草莓、柠檬、葡萄、苹果、西红柿中都含有维生素 C，尤其鲜枣中含量高。

维生素 D：鱼肝油、蛋类和乳类中含量丰富。

温 馨 提 示

维生素最好通过饮食获取，天然维生素与人造维生素使用途径不同，通常人造维生素应用于疾病治疗，日常补给一定要选择天然维生素。

月子期间的正常进餐顺序

对于新妈妈来说，保证月子餐的食物种类很重要，但如何最大限度地吸收月子餐的营养更重

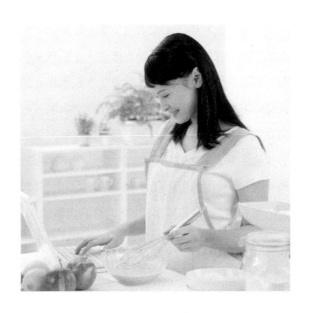

要。因此，新妈妈在进食的时候，最好按照一定的顺序摄入食物，因为只有这样，营养才能更好地被人体消化吸收，更有利于身体的恢复。

正确的进餐顺序应为：汤→青菜→饭→肉，半小时后再进食水果。

饭前先喝汤。饭后喝汤的最大问题在于冲淡食物消化所需要的胃酸，月子餐本来就吃得比平时多一点，更需要大量的胃酸，所以一定要注意喝汤的时间。月子餐最忌讳吃饭时边吃饭边喝汤，或以汤泡饭，或吃过饭后，再来一大碗汤，这样容易阻碍食物的正常消化。

米饭、面食、肉食等含淀粉及蛋白质成分的食物则需要在胃里停留 1 ~ 2 小时，甚至更长的时间，所以要在汤后吃。

在各类食物中，水果的主要成分是果糖，果糖无须通过胃来消化，而是直接进入小肠就被吸收。如果新妈妈进食时先吃饭菜，再吃水果，消化慢的淀粉、蛋白质就会阻塞消化快的水果，食物在胃里会搅和在一起。如果新妈妈饭后马上吃甜食或水果，最大害处就是会中断、阻碍体内的消化过程。胃内的食物会被细菌分解，产生气体，造成胃胀气，形成肠胃疾病。同时新妈妈要注意，吃水果一定要先将水果加热，比如蒸煮后再吃，或用开水泡温了再吃。

坐月子期间吃得越多越好吗

一般人都知道在"坐月子"期间应该增强营养，以恢复分娩时消耗的体力，并且要为宝宝提供高质量的乳汁，所以把好吃的东西统统拿出来，每顿都是蹄汤、鱼汤或大鱼大肉。其实，这个时期吃东西是很有学问的。坐月子期间食物并非吃得越多越好，应以补充充足的能量、高含量的蛋白质、适量的脂肪、丰富的无机盐、多样的维生素，以及充足的水分为原则。

能量是保证泌乳量的前提，热能不足将导致泌乳量减少40%~50%，食物应以奶制品、蛋类、肉类、豆制品、谷类、蔬菜为主，配合适量的油脂、糖、水果。食物应清淡、易于消化，烹调时应少用油炸、油煎的方法，每餐应干稀搭配、荤

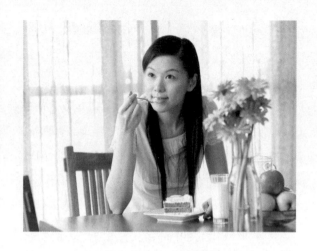

素结合，少吃或不吃生冷或凉拌的食物，以免损伤脾胃，影响消化功能。产后虽不要忌口，但要注意不食辛辣之物，如辣椒、大蒜、酒、茴香等，以免引起便秘或痔疮发作。

月子期间的科学饮食方案

分娩对女人来说是一场重体力劳动，对于新妈妈来说，不仅生宝宝的时候消耗体力，而且照顾新生儿又颇费精力。俗话说："人是铁，饭是钢。"新妈妈确实需要通过合理的饮食来调补身体。然而，饮食调理并不代表着坐月子时就一定要整锅整锅地喝汤，或者每天一只老母鸡、七八个鸡蛋往肚子里塞。新妈妈月子餐最重要的就是"科学"二字。那么，如何在坐月子的时候做到科学饮食呢？那就一定要先掌握三大任务、五大重点了。

◎月子里的三大任务

女人刚生完孩子，身体虚弱，不能一味地进补，进补一定要有针对性，要分阶段，分个体情况，一边调理一边进补。下面介绍的三大任务可以帮助新妈妈结合自己的具体情况进补。

第一任务，生产后的 1 ~ 2 周：排净恶露，愈合伤口（排净各种代谢废物及瘀血等，使分娩过程中造成的撕裂损伤愈合）。

第二任务，生产后的 3 ~ 4 周：怀孕期间承受巨大压力的各个组织器官在这个阶段需要调理与修复，进补的目的就是为了调理器官。

第三任务，生产后的 5 ~ 6 周：增强体质，滋补元气（调整人体内环境、增强体质，使机体尽量恢复到健康状态）。新妈妈要在这一阶段，进一步提高自己的体质，增强抵抗力。

◎月子里的五大重点

重点 1：新妈妈的月子饮食要富含蛋白质。一般来说，除了特定体质，新妈妈应比平时多吃蛋白质，尤其是动物蛋白，比如鸡、鱼、瘦肉、肝、血等。豆类也是必不可少的佳品，但一定要注意摄取量，每天摄入 95 克即可，过度摄入，会加重肝肾负担，反而对身体不利。

重点 2：主食不仅仅是小米，粗粮和细粮都要吃。很多新妈妈在月子餐里都是小米唱主角，其实很多其他的粗粮也有其营养价值。比如玉米粉、糙米、标准粉，它们所含的 B 族维生素都要比精米、精面高出好几倍。

重点 3：多吃蔬菜和水果。水果跟蔬菜既可提供丰富的维生素、矿物质，又可提供足量的膳食纤维素，新妈妈在月子期容易便秘，纤维素可以改善这种情况。

重点 4：汤类食品易消化吸收，还可以促进乳汁分泌。如红糖水、鲫鱼汤、猪蹄汤、排骨汤等，但须汤肉同吃。并且喝汤量要适度，以防引起新妈妈胀奶。

重点 5：不吃酸辣食物及少吃甜食。酸辣食物会刺激新妈妈虚弱的胃肠而引起诸多不适，并且还会降低奶水的质量。吃过多甜食不仅会影响食欲，还可能使热量过剩而转化成脂肪，引起身体肥胖。

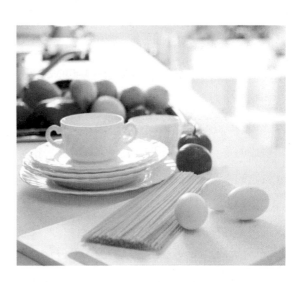

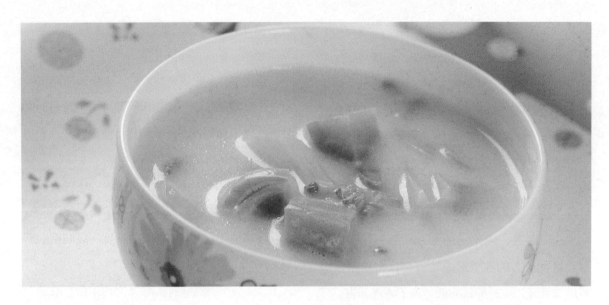

◎具体操作大揭秘

第一周，拒绝油腻，口味要清爽

不论是顺产还是剖宫产，新妈妈在刚刚生产完毕的最初几日里都会感觉身体虚弱、胃口比较差。如果这时强行填下油腻的"补食"，只会让胃口更加减退，并且不容易吸收"补食"。在产后的第一周里，新妈妈可以吃些清淡的荤食，如瘦猪肉、瘦牛肉、鸡肉、鱼肉等，配上时鲜蔬菜一起炒，少油、少盐，口味清爽，营养均衡。本阶段的重点是开胃而不是滋补，有了好胃口，才会吃起来有滋有味，有利于吸收。

推荐菜式：芦笋牛柳、菠萝鸡片、青椒肉片、茄汁肉末这样的家常小炒不仅味道可口，而且热量低、不油腻，就非常合适。若能少吃白米，改

吃糙米、胚芽米、全麦面包就更好了。

第二周，补血为主

新妈妈的伤口基本上愈合了。经过上一周的精心调理，胃口应该明显好转。这时可以开始尽量多食补血食物，调理气血。动物内脏富含铁质，苹果、梨、香蕉更富含多种维生素，是完美的维生素补剂和补血剂。

推荐菜式：麻油炒猪心、大枣猪脚花生汤、鱼香猪肝等，加入少许枸杞、山药、茯苓等也是不错的补血、补充维生素的食谱。

第三、第四周，催奶好时机

宝宝长到半个月以后，吃奶量比刚出生时多了不少，很多新妈妈开始担心母乳不够吃，这个时候就可以开始吃催奶食物了。汤类食品最适合

用来催奶，也是传统的补奶方法。现代科学证明，坚果中富含蛋白质、维生素和钙、铁、锌等矿物质，特别适合作为新妈妈的营养食品。将坚果粉碎后冲水喝，不添加任何成分的坚果粉如杏仁粉，就是很好的催奶食物。

推荐菜式：鲫鱼汤、昂刺鱼汤、猪手汤、排骨汤都是公认的、很有效的催奶汤。如果加入通草、黄芪等中药，效果更佳。

第五、第六周，恢复状态

新妈妈的身体已经渐渐恢复，此时的饮食主要以增强体质、滋补元气为主。可以适当多吃一些富含蛋白质、维生素 A、维生素 C、钙、铁、锌、硒的食物，能有效增强体质。

推荐菜式：麻油虾、土豆烧牛肉、鱼头汤、红枣糯米粥等，这些食物都可以有效地滋补身体，帮助新妈妈恢复元气。

温 馨 提 示

坐月子是新妈妈不可避免的事情，月子餐更是新妈妈调养生息的重要营养来源。然而，新妈妈如今再也不用为坐月子大伤脑筋，只要掌握上面的饮食方法，掌握均衡营养的饮食原则，就能在月子期间吃得营养又吃出健康。

吃好产后第一餐

吃对了产后第一餐，月子期的饮食调养才真正开始。

当妈妈的都知道，自己身上很多老毛病都是月子里落下的病根，可她们也许不知道，产后第一餐的饮食不恰当，也可能成为月子病的根源。月子餐是防御月子病的"利剑"，产后第一餐极为关键，吃好恰当的第一餐，便可打下防御月子病的基础，第一餐进食不当，则会成为月子病的根源。那么，产后第一餐吃什么更好呢？

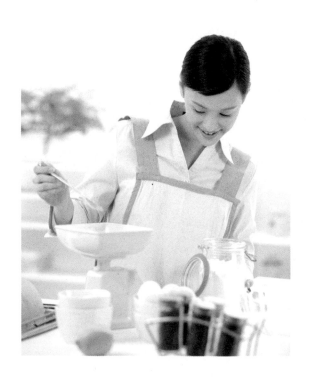

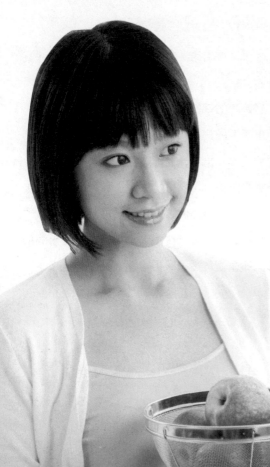

新妈妈分娩后体内激素水平大大下降，身体过度耗气失血，阴血骤虚，食欲很差，消化能力很弱，在这种情形下，很容易受到疾病侵袭。因此依照个人体质，"产后第一餐"的饮食调养非常重要。产后第一餐应首选易消化、营养丰富的流质食物，如蒸蛋羹、荷包蛋、鸡蛋汤、莲藕粉等。

注意产后饮食卫生

饮食卫生，对产妇来说非常重要。如果不讲饮食卫生，则病从口入，轻者可引起腹泻，重者可发生食物中毒，甚至危及生命。为此，饮食要确保安全，防止病从口入，注意以下几点：

❶ 首先要选购新鲜无公害的食物，霉变、腐败变质、污染的食物一律不能食用。

❷ 在食物的加工烹调过程中，一定要做到生熟分开，如菜刀、菜板、容器，防止交叉使用。

❸ 夏秋季节是食物中毒的高发期，为产妇做的饭菜尽量适量，最好一次吃完，尽可能不吃剩饭剩菜。对吃不完的食物尽量低温保存，吃前一定要回锅加热。

✳ 注意月子饮食的宜忌 ✳

红糖对产妇的利与弊

按照我国大多数地区的风俗习惯，产妇分娩后总是要多饮红糖水或多吃红糖粥。从现代医学观点分析，红糖是未经提纯的糖类，与白糖相比，含有较多的"杂质"，正是这些"杂质"，使其优于白糖。它有两个方面的作用：一方面它含有较为丰富的营养物质，如铁、钙、胡萝卜素，有补血和活血功能，能使产后恶露排出通畅，促进产妇身体早日复原；另一方面它含有的大量的葡萄糖，能供给产妇能量，使子宫早日复旧。此外，还能利尿，有利于产妇尽快排除身体内潴留的水分及有害物质。

但是，如果产妇无限制地饮用红糖水，对身体无益反而有害。目前多数初产妇的产后子宫收缩都较好，恶露的颜色和量一般比较正常。因此，如果食用红糖时间太长，例如大量连续服用半个月至一个月，使阴道排出的液体多为鲜红血液，反而使产妇处在一个慢性失血的过程中，造成失血性贫血，并且影响子宫复旧，不利于产妇的康复。食用红糖过多，可以引起腹胀、食欲减退等症状，也可能引起腹泻等消化道疾病。

因此，建议产妇食用红糖的时间最好在产后不超过半个月，食用时要注意一定要先将其煮沸、过滤，除去杂质，且要适量食用。以后则应多吃营养丰富、多种多样的食物。

月子宜吃鸡蛋但要注意量

鸡蛋营养丰富，尤其含蛋白质、脂肪、维生素 A、维生素 D 及钙、磷、铁较多。鸡蛋清中含有高质量的蛋白质，这是所有天然食物中最好的蛋白质，很容易被人体吸收，并转化为人体所需要的物质。鸡蛋黄中含有铁、卵磷脂和胆固醇，这对于丢失了一定量的血液并消耗了大量体力的产妇来说，是很好的营养补充。鸡蛋对产妇身体康复及乳汁的分泌也大有好处。

但有的产妇为了加强营养，在分娩后和坐月子期间，常以多吃鸡蛋来滋补身体的亏损，甚至把鸡蛋当成一日三餐的主食来吃，一顿就能吃上好几个。吃鸡蛋并非越多越好，过多进食鸡蛋是有害的，会给产妇带来疾病。

在分娩过程中，产妇体力消耗大，出汗多，

体液不足，消化能力也随之下降。所以分娩后数小时内，最好不要吃鸡蛋，以免增加胃肠负担。在分娩后数小时内，应以吃半流质或流质饮食为宜。

在整个产褥期间，根据国家孕妇、产妇营养标准的规定，每天需要蛋白质100克左右，因此，每天吃鸡蛋3个则足矣。鸡蛋虽然营养丰富，但并不全面，多吃鸡蛋必然少吃其他食物，如饭、菜等，这就会造成其他营养素的缺乏，对身体不利，对下乳不利。

温　馨　提　示

新妈妈产后不宜食用过油腻的食物，因此，煎鸡蛋、炒鸡蛋就不太适合作为新妈妈的盘中餐，而蒸、煮的鸡蛋，人体对其消化、吸收率都在90%以上，因此，推荐新妈妈选择这两种方法来吃鸡蛋。

产后应如何对待盐

传统认为，产后的新妈妈忌食盐，食物中一点盐都不能放，其实这种做法并不科学。

生产时由于疼痛、用力，妈妈体内排出大量的汗液，而且产后汗液还会继续排出，同时月子期间尿量较多，这样身体就会丢失大量的盐分，需要得到及时的补充。另外，宝宝的成长需要钠，一般只能从乳汁中摄取，而盐是钠的重要来源，因此，妈妈不能不吃盐。

但是，可以吃盐并不意味着可以对盐分不加控制。过量的盐分会使妈妈体内产生水钠潴留，加重肾脏负担，引起水肿。产后前三天，新妈妈每天摄入与常人等量的盐，即5～6克，这有利于补充之前急速失去的盐分；三天后，每天摄入3～4克即可。

孕期患有妊娠高血压综合征的新妈妈和肾脏病、产后水肿持续不退的新妈妈必须遵照医嘱，严格控制食盐量，千万不要大意。

进补公鸡母鸡有讲究

传统的风俗习惯中，母鸡尤其是老母鸡一直被认为营养价值高，能增强体质，增进食欲，促进乳汁分泌，所以常被用来作为给产妇增加营养的必备食品。

但科学证明，多吃母鸡不但不能增乳，反而会出现回奶现象。这是因为产后血液中的激素水平大大降低，这时催乳素就会发挥催乳作用，促进乳汁形成；而母鸡体中含大量的雌激素，因此产后大量食用母鸡会加大产妇身体中雌激素的含量，致使催乳素功能减弱甚至丧失，导致回

小米虽好不能当主食

产后新妈妈最经常吃的就是小米鸡蛋红糖粥了，家里的老人总是不厌其烦地熬制这道粥，而妈妈也喜欢喝这甜甜的粥。

米中 B 族维生素以及铁的含量都很丰富，营养价值非常高。这些营养成分对新妈妈来说都是十分重要的，因此，产后的新妈妈适量食用小米是有益的。

但需要指出的是，小米的蛋白质营养价值并不比精米更好。因为小米蛋白质的氨基酸组成并不理想，赖氨酸过低，而亮氨酸又过高，蛋白质的利用率较差。因此，不能长期以小米为主食。

月子期间适宜吃的 10 种水果

知道了吃水果的注意事项，那么坐月子吃什么水果最好呢？下面就为新妈妈们推荐 10 种适合坐月子吃的水果。

◎苹果

苹果含有丰富的苹果酸、鞣酸、维生素、果胶及矿物质，可预防和治疗坏血病、癞皮病，使皮肤润滑、光泽。其黏胶和细纤维能吸附并消除细菌和毒素，有涩肠、健胃、生津、开胃和解暑等作用，苹果还能降低血糖及胆固醇，有利于患妊娠高血压综合征、糖尿病及肝功能不良的新妈

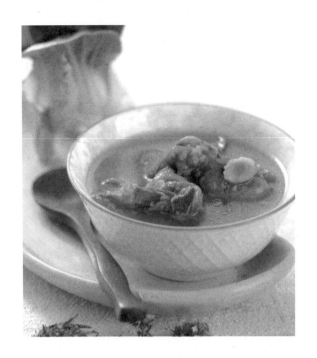

奶。相反，公鸡体内所含的雄激素有对抗雌激素的作用，因此会使乳汁增多，这对婴儿的身体健康起着潜在的促进作用。并且公鸡所含脂肪较母鸡少，不易导致发胖，婴儿也不会因为乳汁中脂肪含量多而引起消化不良甚至腹泻。所以，产后食公鸡对母婴均有益处。

温馨提示

在产后一周，新妈妈的乳汁分泌正常之后，喝一些母鸡汤就有益而无害了。

妈的产后恢复。苹果里包含一种被叫作神奇物质的"苹果酚"，是水溶性多酚类物质，所以易被人体所吸收。这类"苹果酚"可以防止新妈妈早衰；还可以消除异味，可去鱼腥、口臭与恶露的腥味；同时可抑制黑色素的产生，防止新妈妈脸上长斑。

◎橘子

　　橘子营养丰富，每100克橘子果肉含糖类12.8克，蛋白质0.9克，粗纤维0.4克，脂肪0.1克，钾154毫克，钙35毫克，磷15毫克，铁0.2毫克，维生素C 34毫克，胡萝卜素0.55毫克，维生素B 20.3毫克，烟酸0.3毫克以及橘皮苷、柠檬酸、枸橼酸、苹果酸等营养物质。这些物质对剖宫产的新妈妈恢复非常有帮助。另外，橘子还有和胃利尿的作用，可以帮助新妈妈排出恶露，能够缓解产后排便不畅的症状。另外，橘子也是孕产妇补钾的较好选择。

◎红枣

　　红枣对于脾虚、久泻、体弱的新妈妈有好处。因红枣营养丰富，含有大量蛋白质、脂肪、粗纤维、糖类、有机酸、黏液质与钙、磷、铁等，又包含多类维生素。每100克鲜枣里含维生素C高达380～600毫克、维生素PP 33毫克。维生素C与维生素PP有利于提高人体的免疫功能，

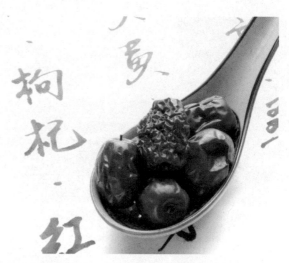

以起到养血安神、健脾和胃、防病抗衰和养颜益寿的功效。

　　新妈妈在坐月子恢复身体时需要许多的糖类与蛋白质，红枣里就包含许多的糖类与蛋白质，常吃红枣对新妈妈的身体恢复有非常大的帮助。红枣里还含有大量多类维生素，这对新妈妈生产时的伤口愈合有增进作用，还能防止新妈妈在产后出现出血的现象。中医学家认为，红枣是新鲜水果里较好的补药，它对人体具有益气生津、补脾益胃、调整血脉的功效，特别适合产后出现脾胃虚弱、气血不足的新妈妈食用。

　　红枣的味道很香甜，既可以口嚼生吃，亦可熬粥、煮饭。新妈妈在坐月子的时候，最好将红枣熬成粥或煮成饭，这样可以避免生吃红枣对新妈妈肠胃引起的一些不适情况。

◎荔枝

荔枝味甘，性温，有补脾益肝、止咳、养神和止渴、解乏作用。可减少产后恶露，对产后肝脾虚弱者尤佳。

◎香蕉

香蕉有清热、润肠的功效。香蕉果肉每100克里含糖15%以上，果酸0.2%~0.3%，蛋白质1.5%，还有磷53毫克、钙19毫克、钾400毫克、维生素C 24毫克。香蕉还含有果胶、多酶类物质以及微量元素等，这些均是产后新妈妈必需的营养元素。

产后食用香蕉，有催眠作用，可使人心情舒畅安静，甚至使疼痛感下降。香蕉中含有大量的纤维素和铁质，有通便补血的作用，可有效防止新妈妈因卧床休息时间过长，胃肠蠕动较差而造成的便秘。因其性寒，新妈妈月子里不可多食。

◎山楂

山楂含大量糖类、维生素及钙、磷、铁等，其中钙含量为诸果之冠。还含有山楂酸、柠檬酸、苹果酸、果糖及黄酮类，有散瘀消积、化痰解毒、提神清脑、止血清胃和增进食欲的作用，能降低血压及血胆固醇的含量。对脾胃虚弱、肝功能不良和厌油纳差的新妈妈有辅助治疗作用。

◎奇异果

奇异果又称猕猴桃，味甘，性冷，维生素C含量极高，有解热、止渴、利尿、通乳的功效，常食可强化免疫系统，对剖宫产术后恢复有利。因其性冷，新妈妈每日以食用一个为宜。

◎木瓜

木瓜的功效很多，降压、解毒、消肿驱虫、帮助乳汁分泌、让胸部更丰满、消脂减肥等。木瓜的营养成分主要有糖类、膳食纤维、蛋白质、维生素B、维生素C、钙、钾、铁等。我国自古就有用木瓜来催乳的传统。木瓜中含有一种木瓜素，有高度分解蛋白质的能力，鱼肉、蛋品等食物在极短时间内便可被它分解成人体很容易吸收的养分，直接刺激母体乳腺的分泌。同时，木瓜自身的营养成分较高，故又称木瓜为乳瓜。新妈妈产后乳汁稀少或乳汁不下，均可用木瓜与鱼同炖后食用。

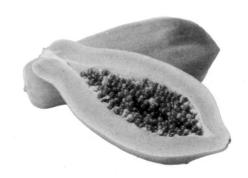

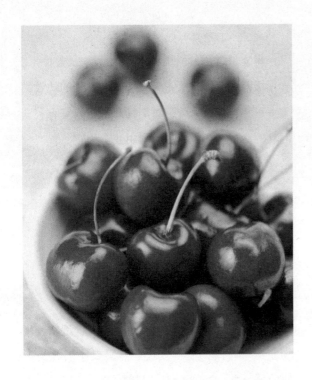

常食葡萄对神经衰弱、疲劳过度大有裨益。此外，葡萄有补气血、强筋骨、利小便的功效。因其含铁量较高，所以可补血。制成葡萄干后，铁占比例更大，可当作补铁食品，常食可改善困倦乏力、形体消瘦等症状，是健体延年的佳品。新妈妈产后失血过多，可以葡萄作为补血圣品。

最适宜产后吃的蔬菜

产后，新妈妈仍然会被便秘所困扰。因为新妈妈在分娩过程中体力消耗大，腹部肌肉松弛，加上长时间卧床，运动量减少，致使排便肌无力，肠蠕动变慢，因而容易发生便秘。加之新妈妈分娩后代谢机能旺盛，出汗量和尿量增多，如果不吃蔬菜水果或吃得太少，则会由于得不到充足的膳食纤维，而使大便干燥、秘结而不易排出。

蔬菜中含有大量的维生素，比如，大白菜富含维生素 C，胡萝卜富含维生素 A。新妈妈吃了含维生素丰富的蔬菜，不仅可以通过乳汁供给宝宝各种维生素，而且 B 族维生素和维生素 C 还能促使乳汁分泌。

据研究，产妇最好多吃莲藕、黄花菜、黄豆芽、海带、莴笋等，有利母子健康。

◎莲藕

莲藕中含有大量的淀粉、维生素和矿物质，营养丰富，清淡爽口，健脾益胃，润燥养阴，行

◎橄榄

橄榄味甘，略酸涩，性平。有清热解毒、生津止渴之效。孕妇及哺乳期新妈妈常食橄榄，可使宝宝更聪明。

◎葡萄

葡萄味甘酸，性平。含糖量高达 10% ~ 30%，以葡萄糖为主。葡萄中的多量果酸有助于消化，适当多吃些葡萄，能健脾和胃。葡萄中含有矿物质钙、钾、磷、铁、蛋白质以及多种维生素，如维生素 B_1、维生素 B_2、维生素 B_6、维生素 C 和维生素 PP 等；还含有多种人体所需的氨基酸，

血化瘀，清热生乳，是祛瘀生新的佳蔬良药。产妇多吃莲藕，能及早清除腹内积存的瘀血，增进食欲，帮助消化，促使乳汁分泌，有助于对新生儿的喂养。

◎黄花菜

黄花菜中含有蛋白质及矿物质磷、铁、维生素 A、维生素 C 及甾体化合物，营养丰富，味道鲜美，尤其适合做汤用。中医认为，黄花菜有消肿、利尿、解热、止痛、补血、健脑的作用，产褥期产妇容易腹部疼痛、小便不利、面色苍白、睡眠不安，多吃黄花菜可改善以上症状。

◎黄豆芽

黄豆芽中含有大量蛋白质、维生素 C、纤维素等。蛋白质是组织细胞的主要原料，能修复生孩子时损伤的组织；维生素 C 能增加血管壁的弹性和韧性，防止产后出血；纤维素能润肠通便，防止产妇发生便秘。

◎海带

海带中富含碘和铁。碘是合成甲状腺素的主要原料，铁是制造血细胞的主要原料，产妇多吃海带，能增加乳汁中碘和铁的含量，有利于新生儿的生长发育，防止发生呆小症。

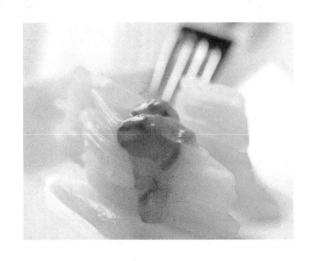

◎莴笋

莴笋是春季的主要蔬菜之一，含有多种营养成分，尤其富含钙、磷、铁，能助长骨骼，坚固牙齿。中医学认为，莴笋有清热、利尿、活血、通乳的作用，尤其适合产后少乳及无乳的产妇食用。

产后新妈妈不宜吃巧克力

◎巧克力营养分析

巧克力含有大量的可可碱，浓度、纯度越大的巧克力中可可碱含量越高，比如一块黑巧克力，其可可碱含量可达到 50%，甚至更高。

巧克力含有丰富的糖类、脂肪、蛋白质和各类矿物质，人体对其吸收消化的速度很快。

◎新妈妈热衷巧克力，宝宝身体不健康

新妈妈产后进补不仅是为了帮助自身体力的恢复，另一方面，由于产后对宝宝的母乳喂养，就使得新妈妈不得不考虑宝宝的健康问题，自己每吃一种食物，都不能只贪图"口舌之快"，更要考虑这种食物对宝宝有何影响。

在哺乳期的新妈妈不论是为了补充体力，还是为了满足食欲，吃上几块巧克力，尽管自己身体不会感觉有何变化，但对宝宝来说，这却是有重大影响的。

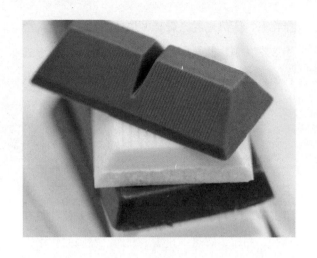

从巧克力的成分来看，它含有大量的可可碱。可可碱进入母体后，会随着母乳沉积在新生宝宝的体内，日积月累，会使宝宝处于一种兴奋状态，损伤宝宝的神经系统和脆弱的心脏。

新妈妈过多摄入巧克力，还会导致宝宝肌肉松弛，排尿量增加。对于年小体弱的新生婴儿来说，这些因素足以导致他（她）出现消化不良、睡眠不稳、哭闹不停的情况。

◎巧克力对新妈妈的影响

对于待产的孕妈妈来说，脂肪、蛋白质含量丰富的巧克力无疑是很好的"助产士"，产前吃一块巧克力，能增加孕妇分娩时的体力，使生产顺利。但是，对于产后的新妈妈来说，这些脂肪、热量就显得有些多余了。产后的新妈妈几乎每天都在补充营养，如果再吃一些热量高的巧克力，就是画蛇添足、多此一举的行为了，这些多余的热量只能转化成脂肪堆积在新妈妈身体中，造成产后肥胖。

常吃巧克力，还容易产生饱腹感，影响食欲，妨碍了正常营养成分的摄入，这对于新妈妈和宝宝都是十分不利的。

温馨提示

新妈妈如果产后想吃甜食的话，可以选择红枣、黑枣、龙眼、葡萄干之类的蜜饯食用，但也要注意食用不能过量，毕竟新妈妈还是要注意身材的恢复的。

产后不宜多吃腌制食品

◎ 腌制蔬菜缺乏维生素 C

为什么人们会对腌制蔬菜爱不释"口"，主要就是它们口味鲜美、清凉爽口，成为人们都非常喜爱的一类下饭菜。但是，由于经过了长时间的腌制，维生素 C 几乎被破坏殆尽。如果新妈妈产后将腌菜作为主打菜肴，一方面难以获取到充足的维生素 C；另一方面，腌菜，特别是新妈妈们喜爱的酸菜中草酸钙的含量很高，新妈妈如果长时间食用，还有可能造成泌尿系统结石。

◎ 盐分过高，不利于新妈妈消除水肿

为了保证腌制食品成品后味道鲜美和不腐败，会在腌制过程中大量放盐。新妈妈如果过量食用腌制食品，会使体内钠盐含量超标，增加肾脏负担，不但不利于身体浮肿的消退，还会加重浮肿，甚至导致产后高血压。

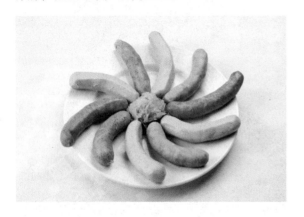

◎ 高盐分的腌菜会使新妈妈脆弱的消化系统雪上加霜

我们反复强调，新妈妈分娩后消化系统是十分脆弱的，盐分含量过高的腌制食品会刺激新妈妈原本就很虚弱的肠道黏膜，严重的还会出现胃溃疡的情况。

◎ 腌制食品中的隐形杀手——亚硝酸盐

蔬菜、肉类等在经过长时间腌制之后，不但其中的营养成分被破坏，添加的盐分中还有一种叫作亚硝酸盐的成分。亚硝酸盐随着腌制时间增加，含量也会随之增长。当人体长期摄入亚硝酸盐或是一次性摄入量在 300 ~ 500 毫克的时候，亚硝酸盐就会在胃酸的作用下转化为亚硝酸胺——一种足以致癌的有毒物质。本身身体就很虚弱的新妈妈在大量食入腌菜后，不仅对自身没有任何营养，还会使乳汁中的亚硝酸盐含量显著提高，当宝宝吸吮了这样的乳汁之后，就可能会发生中毒症状，例如，口唇、指甲以及全身皮肤发绀，并出现嗜睡或烦躁不安、呼吸急促、恶心呕吐、腹痛等症状，情况严重的宝宝甚至会休克或者死亡。

那么是不是产妇就要忌吃腌制的食品呢？

专家支招：腌制食品的这些危害虽然让新妈妈有点毛骨悚然，但腌制食品也并非完全不能进

食。特别喜好腌菜的新妈妈，可以让家人帮忙腌制一些。腌制时，大约每千克腌菜中放入400毫克维生素C片剂，这样，不仅能弥补蔬菜维生素C的损耗，更重要的是可以阻断亚硝酸胺在人体内的形成，其阻断率可达到75.9%。另外，腌菜的盐水浓度不要低于12%，腌制的时间也不能少于8天。因为，新鲜蔬菜中含有硝酸盐，但如果腌制的时间不够，硝酸盐会被细菌转化为亚硝酸盐。

母乳喂养的新妈妈不宜喝茶

从古至今，茶水都是人们十分推崇的一种饮品，尤其是女性，对于绿茶、普洱茶等茶叶情有独钟。很多女性平常习惯了喝茶，在孕期和分娩之后也对茶叶的味道念念不忘，总会拿起紫砂壶，冲一壶功夫茶来慢尝细品。

但新妈妈在生产后不宜饮茶，特别是进行母乳喂养的新妈妈，更是要克制自己，对茶水敬而远之。

◎新妈妈不宜饮茶的原因——鞣酸

众所周知，茶叶中含有一种叫鞣酸的物质，当鞣酸与食物中的铁元素"邂逅"，就会影响新妈妈对铁的吸收，在这个急需补血的时期，这种情况就很容易致使新妈妈发生缺铁性贫血。茶水的浓度越高，鞣酸含量也就越大。茶中高浓度的鞣酸进入血液循环后，就有可能抑制乳腺分泌，造成新妈妈乳汁分泌不足。

◎新妈妈不宜饮茶的原因——咖啡因

之所以很多人喝完一杯茶，如沐春风，精神百倍，正是因为茶叶中含有一定量的咖啡因。哺乳期的新妈妈喜欢喝茶的话，体内的咖啡因就会随着乳汁进入到接受母乳喂养的宝宝体内，影响宝宝的神经系统和心脏，使宝宝产生兴奋感，哭闹不停，难以入睡，甚至还会发生胃肠痉挛的情况。

咖啡因的兴奋作用，对于需要卧床静养的新妈妈来说，也有一定的不良影响。

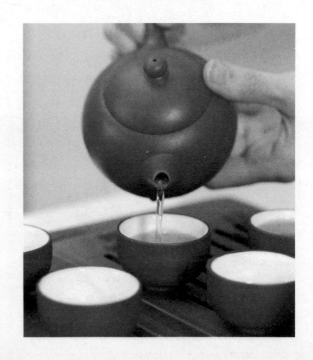

产后新妈妈不宜吃"两精"

新妈妈分娩过后，总少不了要吃一些鲜美可口的食物，这些食物中味精这种调味品不可避免。另外，麦乳精也是新妈妈经常会接触到的滋补品。这"两精"也就成了新妈妈产后时常会摄入的食物。

味精、麦乳精，新妈妈对这"两精"的食用一定要慎之又慎，切不可过多、过量食用，最好是不吃为妙。

◎ 味精的危害

新妈妈在产褥期和哺乳期，一定是像女皇一样，接受一切营养食品的滋补，如果这时再过多食用一些含有味精的食物，对宝宝则十分不利。味精的主要成分是谷氨酸钠，新妈妈摄入味精之后，谷氨酸钠会随着乳汁进入到宝宝体内，与宝宝血液中的锌发生特异性结合，生成一种不能被宝宝机体吸收的谷氨酸锌，谷氨酸锌会随尿液排出体外，从而导致宝宝缺锌。宝宝缺锌，味觉就变差，自然食欲不振，而且还会造成智力发育迟缓、生长减慢、性晚熟等长远的、不良的影响。

◎ 麦乳精的危害

顾名思义，麦乳精的主要成分就是牛奶、鸡蛋、麦精，这对于新妈妈补充营养有一定的补益作用。但麦乳精的成分并不是这么简单，它还含

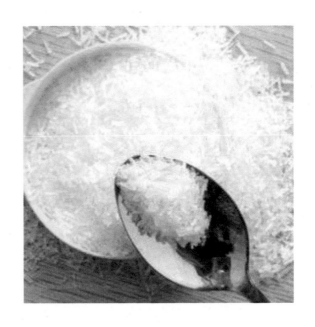

有麦芽糖和麦芽粉，这两种物质都是从麦芽中提取的，新妈妈在食用之后，会产生"回乳"现象，影响乳汁分泌。所以，麦乳精对于新妈妈来说，还是少喝为好。

温 馨 提 示

如果新妈妈想要吃一些鲜美的食物，可以用蘑菇等本身就味道清香的食材来煲汤，而不是单纯为了追求味觉享受，一味地靠味精来提鲜。特别是在分娩后的三个月内，新妈妈一定要少吃或者不吃味精。

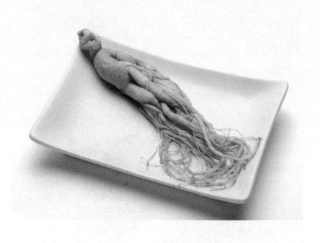

产后不宜立即服用人参

不少产妇在产后为使自己迅速恢复体力，立即服用人参，这样做对孕妇健康有损害。人参中含有能作用于中枢神经系统和心脏、血管的成分——人参皂甙，它能产生兴奋作用，食用后往往会使产妇出现失眠、烦躁、心神不宁等一系列症状，导致其不能很好休息，反而影响了产后的恢复。

人参还会加速血液循环，刚刚分娩后的产妇内外生殖器的血管多有损伤，会妨碍受损血管的自行愈合，同时加重出血。产后2～3周，若产妇产伤已愈合、恶露明显减少时可服用人参。产后2个月，若有气虚症状，可每天服人参3～5克，连续1个月即可。

产后不可滥用中药

某些中药虽然对新妈妈的身体恢复具有补益作用，但新妈妈也要根据自己的身体状况"对症下药"，切不可盲服乱补。

产妇产后服用某些中药，可以达到补正祛瘀的作用，如产后保健汤，包括以下中草药：当归、川芎、桃仁、红花、益母草、炙甘草、连翘、败酱草、枳壳、厚朴、生地、玄参、麦冬等，这些中草药均可以补血活血、祛瘀生新，促进平滑肌收缩，使肠道蠕动正常，预防便秘的产生，还能够补气、抗菌、增强免疫力，并加速伤口愈合，最适合自然分娩的新妈妈食用。但是，如果产妇一切正常，最好不要服中药，需吃药时，应在医生指导下进行。

产后用药的一个关键问题是要注意不影响乳汁的分泌，以免影响哺乳，对婴儿不利。产后一定要忌用中药大黄，大黄不仅会引起盆腔充血、阴道出血增加，还会进入乳汁中，使乳汁变黄。另外，炒麦芽、逍遥散、薄荷有回奶作用，所以母乳喂养的妈妈忌用。

产妇应禁忌食用的食物

产后的女性，体质较虚弱，中医认为这个阶段如果吃太多味道过重的食物，容易增加母体自我调节与代谢的负担，以下这些食物，建议不宜多吃：

◎辛辣燥热之物

分娩中产妇大量失血、出汗，加之组织间液也较多地进入血循环，故机体阴津明显不足，而辛辣燥热食物均会伤津耗液，使产妇上火，口舌生疮，大便秘结或痔疮发作，而且会通过乳汁使婴儿内热加重。因此，产后忌食韭菜、葱、大蒜、辣椒、胡椒、小茴香、酒、羊肉、狗肉、龙眼、芒果、榴莲等。

◎不易消化及生冷、寒凉食物

产妇身体虚弱，运动量小，如吃硬食或油炸食物，容易造成消化不良。另外，产妇脾胃功能尚未完全恢复，过于寒凉的食物会损伤脾胃，影响消化，且生冷之物易致瘀血滞留，可引起新妈妈腹痛、产后恶露不绝等。如冷饮品、西瓜、水梨、葡萄柚、柚子、山竹、白萝卜、苦瓜、黄瓜、丝瓜、冬瓜等都要注意少吃。

◎忌食过于油腻的食物

产后的新妈妈胃肠蠕动功能较弱，活动也较少，如果食用太多油腻的食物，可能会引起消化不良等问题，尤其是在产后的最初几天。此时，应避免吃难以消化的油炸食物以及鸡、猪蹄等含脂肪较高的食物，以免增加肠胃负担。

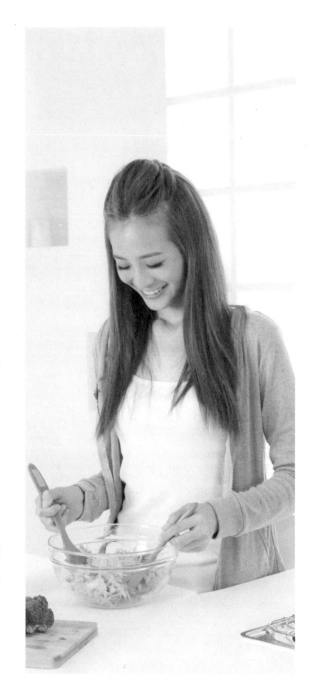

✳ 适宜新妈妈的最佳食谱 ✳

新妈妈一日食谱举例

早餐：红豆稀饭（大米 50 克、红豆 10 克）

馒头（面粉 50 克）

卤鸡蛋（鸡蛋 50 克）

凉拌黄瓜（黄瓜 100 克）

早点：牛奶 250 毫升

蛋糕 50 克

午餐：米饭（大米 150 克）

鲫鱼汤（鲫鱼 100 克）

炒四季豆（四季豆 200 克）

午点：鸡蛋面（面条 50 克、鸡蛋 50 克、虾皮 5 克）

晚餐：米饭（大米 150 克）

黑木耳炒青菜（青菜 200 克、黑木耳 10 克）

花生排骨汤（花生 25 克、猪大排 100 克）

水果：草莓 100 克

全天烹调用油 25 克、食糖 20 克、调味品适量。

第一周，新妈妈活血化瘀食谱

花生红枣小米粥

原料： 小米 150 克，红枣 10 颗，花生米少许。

做法：

❶ 小米淘洗干净，用清水浸泡 30 分钟；红枣洗净、去核，枣肉切碎备用。

❷ 取汤锅，加入适量清水，烧开后放入小米、花生米，转小火慢慢熬煮。

❸ 小米粒粒开花时放入红枣碎，搅拌均匀熬煮至红枣肉软烂后即可。

功效： 将花生米连红衣一起与红枣配合使用，既可补虚，又能止血，此粥能加快新妈妈的身体恢复速度。

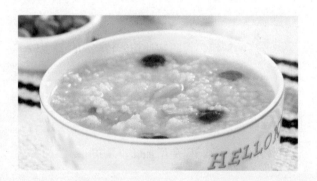

牛奶红枣粥

原料：牛奶200毫升，大米50克，红枣10颗。

做法：

① 大米淘洗干净，用清水浸泡30分钟；红枣洗净，取出枣核，枣肉备用。

② 锅内加适量清水，将浸泡后的大米放入后，大火煮开后，转小火煮20分钟至米烂汤稠。

③ 加入牛奶、红枣肉煮10分钟即可。

功效：红枣有补虚益气、养血安神功效，是产后气血不足的良好补品。

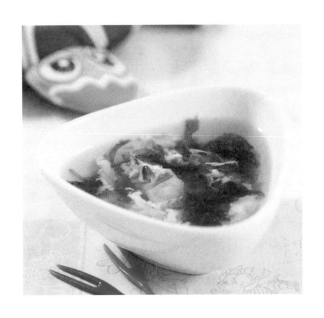

枸杞鸡丁

原料：鸡胸脯肉500克，枸杞30克，鸡蛋清1个，水淀粉、米酒水各适量。

做法：

① 枸杞洗净放入碗中，上屉蒸30分钟。

② 鸡胸脯肉切成小方丁，放入鸡蛋清、水淀粉搅拌均匀备用。

③ 锅内倒入米酒水烧至五成热，放入浆好的鸡胸脯肉丁，快速翻炒几下，放入枸杞再翻炒几下即可。

功效：枸杞与鸡肉同食，有益气、滋肾、补肝之功效，对于新妈妈身体恢复很有好处。

紫菜鸡蛋汤

原料：鸡蛋2个，紫菜少许，虾皮5克，葱花、盐、麻油各适量。

做法：

① 先把紫菜撕成片状备用；鸡蛋打成蛋液，加一点盐。

② 锅里倒入清水，水沸后放入虾皮略煮，再把鸡蛋液倒进去搅拌成蛋花。

③ 放入紫菜片，继续煮3分钟。出锅前放入盐，撒上葱花、滴入麻油即可。

功效：紫菜和鸡蛋的营养价值都比较高，此汤制作简单，适于产后补益。

蛋丝清汤面

原料： 切面条 100 克，豆苗 10 克，鸡蛋 1 个，葱花 5 克，酱油、精盐、湿淀粉、麻油各适量，鲜汤 300 毫升。

做法：

❶ 将鸡蛋磕入碗内，加入少许精盐、湿淀粉搅匀。

❷ 平锅置小火上，抹上麻油，倒入鸡蛋液，摊成蛋皮，取出，切成细丝。

❸ 将切面条下入沸水锅内煮熟，捞入汤碗内。

❹ 汤锅置旺火上，放入鲜汤烧沸，加入酱油、精盐、麻油、葱花、豆苗，调好味，再烧沸后倒入面条碗中，撒上蛋皮丝即成。

功效： 此面清淡爽口，容易消化，产后可快速为妈妈补充体力。

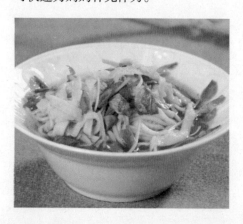

白菜鲜肉馄饨

原料： 大白菜 3 片，猪肉馅 150 克，大馄饨皮 150 克，香菜 1 棵，葱 1 根，盐 1/2 茶匙，香油 1/2 大匙，淀粉 1/2 茶匙，高汤 1 碗，盐、香油少许。

做法：

❶ 大白菜洗净，先氽烫过再冲凉、切碎，然后挤干水分。

❷ 猪肉馅再剁细，连同调味料盐、香油、淀粉一起加入切碎的大白菜中调匀成馅料。

❸ 每张大馄饨皮包入少许馅料，捏成长枕形馄饨，再放入开水中煮熟。

❹ 高汤、盐、香油放碗内，盛入煮好的馄饨，再撒入洗净、切碎的香菜末及葱花即成。

功效： 营养丰富，易于消化，对产后虚弱大有裨益。

麻油猪肝

原料： 猪肝 150 克，黑麻油 30 毫升，姜 4 片，米酒 200 毫升，生粉少许。

做法：

❶ 猪肝洗净，切薄片，滴几滴米酒，加入少许生粉抓匀，腌 5 分钟，再冲一下水，沥干。

❷ 锅中倒入黑麻油加热，文火爆透姜片。

❸ 放入猪肝片翻炒几下，倒入米酒水，不上盖，煮沸后即可。

功效： 此菜有破血功效，可将新妈妈子宫内的血块打散以利排出。

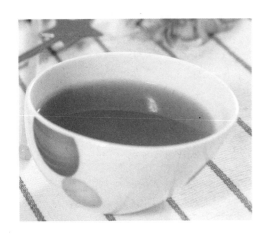

生化汤

原料： 米酒水 1 000 毫升（事先煮好的），生化汤一帖（中药房有售），当归 24 克，川芎 18 克，桃仁（去心）、烤姜、蜜甘草各 2 克。

做法：

① 米酒水没过生化汤、当归、川芎、桃仁、烤姜、蜜甘草，小火加热煮 30 ~ 60 分钟，倒出第一碗汤汁。

② 第二次再加入米酒水，做法一样，倒出第二碗汤汁。

③ 将第一、二次汤汁混合拌匀即可。

功效： 此汤养血化瘀、祛旧生新，为产后营血内虚常用方。主要用于产后恶露不行、小腹疼痛等。

第二周，新妈妈补肾养腰食谱

腰花木耳汤

原料： 猪腰 150 克，水发木耳 15 克，笋花片 20 克，高汤 500 毫升，葱、姜少许。

做法：

① 将猪腰切成两半，除去腰臊，洗净，切成兰花片，清水泡一会儿。

② 将猪腰片、水发木耳、笋花片放入锅中煮熟后捞出，放在碗内，将高汤入锅烧开后加入葱、姜倒入汤碗即可。

功效： 此汤有养胃、润肺、补益功效，对肺、胃、肾诸内脏有很好的滋补功效。

五谷杂粮饭

原料： 糙米、薏仁、小麦、大麦、黑糯米、高粱、燕麦、麻油、米酒水各适量。

做法：

① 将全部杂粮混合洗净，用米酒水浸泡 8 小时。

② 将杂粮放入电饭锅内，另加一匙麻油，加热至电饭锅开关跳起后，再多焖半小时。

③ 若一次吃不完，可先用食品袋装好放入冰箱保存，待食用时用微波炉加热即可。亦可用米酒水煮成稀饭。

功效： 此饭营养丰富，所用原料中各种维生素、蛋白质等含量都比较多。因此，很适合新妈妈的产后调补。

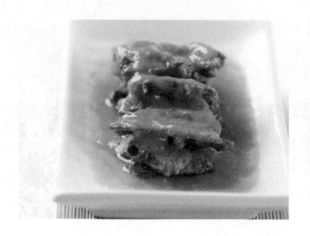

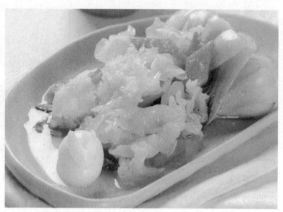

糖醋鳝鱼

原料： 鳝鱼 400 克，葱段、姜末、蒜泥各少许，白糖 2 大匙，西红柿酱 1 大匙，水淀粉 2 大匙，料酒 1 大匙，淀粉、白醋、盐、香油、油各适量。

做法：

❶ 鳝鱼宰杀去骨洗干净，切段，加料酒、盐、葱段、姜末浸渍起来，然后再逐个拍上淀粉。

❷ 将西红柿酱、白糖、白醋、水淀粉一起放入碗内，加适量水调成芡汁。

❸ 起锅热油，油烧至八成热，将鳝鱼抖散入锅炸至金黄色，捞出装盘。

❹ 锅内留余油，投入蒜泥煸炒出香味，倒入调好的芡汁烧沸后淋入香油。

❺ 起锅浇在鳝鱼上即成。

功效： 鳝鱼可补虚损，产后恶露不尽、血气不调均可食用。

青菜银耳炒胡萝卜

原料： 青菜 200 克，银耳 1 朵，胡萝卜半根，盐、鸡精各适量，白糖半小匙，水淀粉、油适量。

做法：

❶ 胡萝卜去皮洗净，切成片；青菜洗净。

❷ 银耳浸水发透，去杂质洗净，放入沸水锅中煮熟后，捞出沥干。

❸ 起锅烧适量水，待水开后放入青菜，用中火煮至八成熟，捞出沥干。

❹ 起锅热油，放入银耳稍炒，加盐、白糖、鸡精，烧开后改小火焖烧，再放入胡萝卜片、青菜拌炒均匀，最后用水淀粉勾芡即成。

功效： 胡萝卜有"小人参"之称，对新妈妈恢复体力很有帮助。

松仁玉米烙

原料： 甜玉米粒 100 克，松仁 50 克，蛋清 1 个，植物油、淀粉各适量。

做法：

❶ 将甜玉米粒放入开水锅中焯烫，捞出，沥干水。

❷ 将甜玉米粒、蛋清、淀粉混合搅匀；松仁过油炸至微黄。

❸ 锅上涂一层植物油，置火上，均匀摊上玉米粒，撒上松仁，煎至底面微黄即可。

功效： 玉米为粗粮中的保健佳品，且热量较低，可预防哺乳期发胖。

鲫鱼牛奶汤

原料： 鲫鱼 1 条，葱 1 根，姜 2 片，牛奶、盐、油各适量。

做法：

❶ 鲫鱼剖洗干净；葱洗净，切成末；姜洗净。

❷ 锅置火上，放油烧热，放入鲫鱼，煎至两面微黄，捞出控净油。

❸ 汤锅内放入适量清水，烧开，放入煎好的鲫鱼，大火烧沸，转小火，加入姜片。

❹ 煮至汤味浓香，倒入牛奶，略煮，撒上葱花，加入盐即可。

功效： 吃鲫鱼对乳汁少、乳泌不畅的新妈妈有增加乳汁分泌的效果。

第三周，新妈妈补气养血食谱

姜枣枸杞乌鸡汤

原料： 乌鸡 1 只，生姜 20 克，大枣 20 克，枸杞 10 克，盐适量。

做法：

❶ 将乌鸡宰杀，煺净毛，开膛，去内脏，洗净；大枣、枸杞洗净；生姜洗净去皮，拍破。

❷ 将大枣、枸杞、生姜纳入乌鸡腹中，放入炖盅内，加水适量，武火煮开，改用小火炖至乌鸡肉熟烂。

❸ 汤成后，加入适量盐调味即可。

功效： 此汤补血扶羸，适用于产后贫血、体质虚弱的新妈妈。

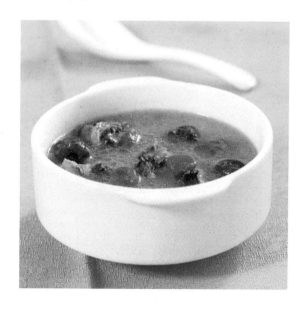

杏仁白糖粥

原料: 杏仁 10 克，粳米 100 克，白糖 30 克，米酒水 500 毫升。

做法:

❶ 杏仁洗净去皮，用纱布包裹。注意杏仁按规定量配制，不可多放。

❷ 粳米洗净放入锅中，加入杏仁、米酒水适量，煮至米开花，粥汁浓稠时，取出杏仁，白糖调味，离火，稍凉后即可食用。

功效: 此粥益气养血、润肠通便，可预防产后便秘。

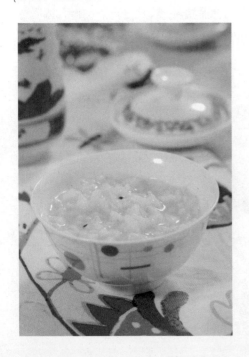

烧牛蹄筋

原料: 生牛蹄筋 250 克，青菜心 25 克，米酒水 800 毫升，姜片 2 片，麻油适量。

做法:

❶ 生牛蹄筋入水氽烫，去血水，捞出沥干。

❷ 牛蹄筋放入炖锅，加入米酒水，小火煮至八成熟捞出，切成 2 厘米长条状，原汤留用。

❸ 锅内倒入麻油烧热，姜片爆至褐色，但不能焦黑，先炒青菜心，再把牛蹄筋条、姜片及煮蹄筋汤倒入，煮开后即可食用。

功效: 米酒又称为"液体蛋糕"，是产妇补气养血之佳品。

海带排骨汤

原料: 排骨 200 克，莲藕、海带结各 100 克，姜片、葱白段、葱花各少许，料酒、胡椒末、盐、油各适量，香油少许。

做法:

❶ 排骨切段，氽烫后去血水，捞出沥干水分；莲藕削去外皮，切滚刀块；海带结洗净。

❷ 锅内放油少许，加入姜片、排骨段煸炒至微黄，烹料酒，加清水用大火煮开，撇去浮沫，倒入高压锅内，放入葱白段、胡椒末，加盖压 6 分钟，关火放气。

❸ 拣去姜片、葱白段不用，放入莲藕块、海带结，用中火炖至莲藕熟、排骨离骨，加入盐调味，撒葱花，滴香油即可。

功效: 此汤易做又美味，是很好的产妇补血汤。

白玉黄花菜

原料：黄花菜 20 克，豆腐 50 克，香菇 5 朵，葱花、盐、植物油各适量。

做法：

1 将黄花菜洗净，用水浸润，去蒂切段；豆腐切块；香菇去蒂、切丝。

2 锅内植物油烧至八成热，爆香葱花。

3 放入黄花菜段和香菇丝同炒，加盐调味，再加少许水，放入豆腐块略焖即可。

功效：此菜可益气、补血、通乳，适合产后补益食用。此菜三餐都可食用，也可当零食。

第四周，新妈妈活化筋骨食谱

麻油煎鸭蛋

原料：鸭蛋 2 个，姜丝、麻油各适量，盐少许。

做法：

1 取平底锅一只，生火后倒入少许麻油，待锅烧热，放入适量的姜丝，将之炒热，即取出盛于碗内，备用。

2 倒少许油，煎沸后，把鸭蛋两个分别敲破放入，用煎匙弄开蛋黄，成为圆饼状，然后把炒好的姜丝分成两份，连同少许的食盐，分别倒在两个蛋黄上面，用煎匙合起来，如荷包蛋一样，连翻 2 ~ 3 次即可。

功效：此蛋可补气养血、强化体质，适合产后补益食用。中、晚餐都可，可连续食用两周。

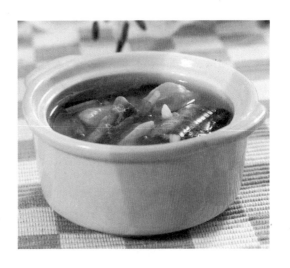

栗子黄鳝煲

原料：黄鳝 200 克，栗子 50 克，姜、盐、料酒各适量。

做法：

1 黄鳝去肠及内脏，洗净后用热水烫去黏液，再进行加工。

2 将处理好的黄鳝切成 4 厘米长的段，放盐、料酒拌匀，备用；栗子洗净去壳，备用；姜洗净切成片，备用。

3 将黄鳝段、栗子、姜片一同放入锅内，加入清水煮沸后，转小火再煲 1 小时，出锅时加入盐调味即可。

功效：此菜滋阴补血，对生产前后的孕（新）妈妈筋骨酸痛、浑身无力、精神疲倦、气短等有很好的食疗作用。

韭黄炒鳝鱼

原料： 鳝鱼、韭黄、植物油、酱油、姜丝、香菜、葱花、麻油、水淀粉、蒜末、胡椒粉各适量，白糖、料酒各少许。

做法：

❶ 将韭黄洗净，切段；鳝鱼洗净，切段，备用。

❷ 将葱花爆香，倒入鳝鱼段翻炒，再加入白糖、料酒、酱油、胡椒粉和适量清水。

❸ 大火翻炒后加入韭黄段，炒约2分钟，淋上水淀粉及麻油，再将蒜末、香菜、姜丝倒入炒熟即可。

功效： 鳝鱼含有多种营养成分，可补虚损、去风湿、强筋骨，与韭黄同炒，有健胃、提神、保暖功效。

山药枸杞炖牛肉

原料： 牛肉250克，山药10克，枸杞子20克，桂圆肉10克，盐3克，料酒10毫升，葱10克，植物油30克。

做法：

❶ 将山药、枸杞子、桂圆肉洗净，放入炖盅内。将牛肉洗净放入沸水锅中焯一下捞出，切片。

❷ 锅烧热放植物油，烧六成热，倒入牛肉片爆炒，加入料酒、葱，炒匀后放入炖盅内，隔水蒸炖2小时，至牛肉熟烂时拣去葱，放入盐调味即成。

功效： 牛肉富含蛋白质，多吃牛肉更利于妈妈身体恢复。

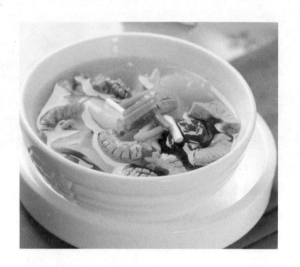

麻油猪腰

原料： 新鲜猪腰1对，老姜1块，米酒水200毫升，黑麻油3大匙，盐适量。

做法：

❶ 将新鲜猪腰用米酒水擦干后剖成两半，剔除里面的白色腺腺，在猪腰表面切花刀，再切成约3厘米宽的小片。

❷ 老姜先用黑麻油炒香，使其成浅褐色，放在锅边待用，再放入猪腰片，用大火快炒，再倒入米酒水煮开，马上将火关上，放少量盐（或不加）趁热吃。

注：老姜要连皮一起切片，且厚薄一致，才不会爆黑。

功效： 此菜可帮助产后新妈妈子宫收缩，促进机体的新陈代谢。

菜心肉丝面

原料： 龙须面 100 克，猪里脊、油菜心各 50 克，葱花少许，酱油 1 大匙，淀粉、香油、盐、鸡精各 1 小匙，油适量。

做法：

① 猪里脊洗净，切丝，用淀粉抓匀。

② 锅中倒油烧热，下葱花煸香，倒入酱油，放适量水烧开，下龙须面煮熟，放猪里脊肉丝滑散，放油菜心，加盐、鸡精，再开锅，淋香油即可。

功效： 面汤容易消化和吸收，可快速为妈妈补充营养和恢复体力。

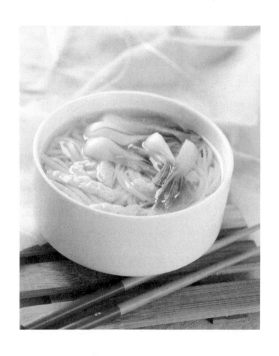

第五周，新妈妈补充奶源食谱

木瓜烧带鱼

原料： 鲜带鱼 350 克，生木瓜 400 克，葱段、姜片、醋、精盐、酱油、米酒各适量。

做法：

① 将鲜带鱼去鳃、内脏，洗净，切成 3 厘米长的段；生木瓜洗净，削去瓜皮，除去瓜核，切成 3 厘米长、2 厘米厚的块。

② 砂锅置火上，加入适量清水、鲜带鱼段、木瓜块、葱段、姜片、醋、精盐、酱油、米酒，煮至鱼熟瓜烂即可。

功效： 此菜具有养阴、补虚、通乳作用，适于产后乳汁缺乏的新妈妈食用。

麻油虾

原料： 虾 5 只，老姜 1 块，麻油 3 大匙，米酒半瓶。

做法：

① 将虾洗干净，擦干，切块；老姜洗干净后切成片。

② 锅加热后，倒入麻油，油热后加入姜片，煎到呈浅褐色，放在锅边。

③ 加入虾块、米酒，用大火煮滚后改用小火，煮到米酒挥发为止，最后加入老姜片即可。

功效： 虾富含蛋白质，能促进血液循环、补充体力，有利于新妈妈乳汁分泌。

山药鱼头汤

原料: 草鱼或胖头鱼1条,山药150克,豌豆苗、海带结、麻油各适量,姜片3片,米酒水1000毫升。

做法:

① 将草鱼或胖头鱼洗净,只需鱼头,山药去皮,洗净切块。

② 锅内倒入麻油加热后下鱼头煎至两面微黄时取出。

③ 另起锅放入米酒水、鱼头、山药块、海带结、姜片,大火煮开后转小火慢熬30分钟即可。

④ 放入豌豆苗煮2分钟即可。

功效: 山药助消化、滋养脾胃,能帮助新妈妈恢复体能,促进乳汁分泌。

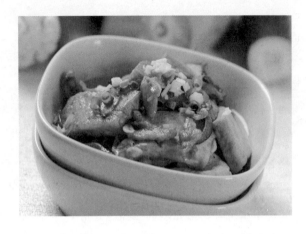

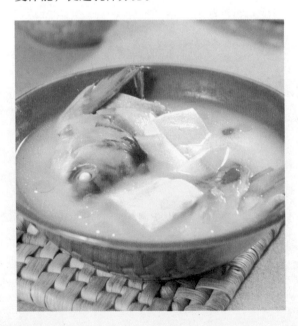

什锦烧豆腐

原料: 豆腐200克,瘦猪肉25克,鸡肉50克,火腿25克,料酒25克,笋尖25克,冬菇25克,酱油15克,虾子2.5克,葱、姜末各2.5克,鸡精少许,油、肉汤适量。

做法:

① 首先将豆腐清洗干净,切成方块。

② 接着把泡好的冬菇切成小片,笋尖、鸡肉、火腿、瘦猪肉等均切成片。

③ 锅置火上,放油将其烧热,放入葱、姜末,虾子,炒后立即放入豆腐块和切好的鸡肉片、瘦猪肉片、火腿片、笋片、冬菇片等,并倒入料酒和酱油炒匀,加入肉汤,等烧沸后倒进砂锅,移至小火上煮10分钟左右,最后撒上鸡精即可食用。

功效: 此菜富含蛋白质,可使产妇身体复原和为宝宝分泌营养价值高的乳汁。

第六周，新妈妈美容瘦身食谱

西红柿鲜蘑排骨汤

原料： 排骨 100 克，鲜蘑 20 克，西红柿 20 克，盐、黄酒各适量。

做法：

❶ 将排骨洗净，用刀背拍松，再敲断骨髓，切成 1.5 厘米长的小段，放入碗中加黄酒、盐腌 15 分钟。

❷ 将鲜蘑洗净去根，切成小块，用沸水焯一下，断生即可，过凉后沥干水分备用。

❸ 西红柿洗净，用沸水焯一下，剥皮后切小块。

❹ 锅内加入适量清水烧沸，放入排骨段、黄酒稍煮一会儿，撇去浮沫，将排骨段煮至熟烂，加入鲜蘑块、西红柿块，再煮至熟烂，加盐即可。

功效： 西红柿可使皮肤色素沉着减退或消失，有效淡化妊娠斑和妊娠纹。

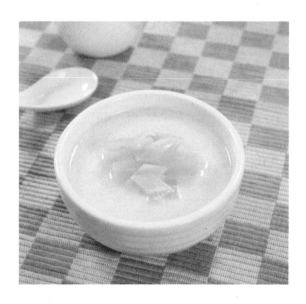

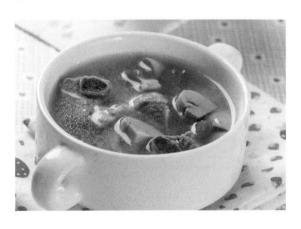

笋尖焖豆腐

原料： 干口蘑 5 克，干笋尖、干虾米各 10 克，豆腐 200 克，葱花、姜末、植物油、酱油各适量。

做法：

❶ 先将干口蘑、干笋尖、干虾米等用温开水泡开，泡好后均切成小丁，虾米、口蘑汤留用。

❷ 将植物油烧热，先煸葱花、姜末，然后将豆腐放入快速翻炒，再将切好的笋丁、口蘑丁等放入，并加入虾米、口蘑汤、酱油，再用大火快炒，炒透即可。

功效： 此菜清热消痰，利膈爽胃，并且热能很低，新妈妈食之，可有助于瘦身。

烧丝瓜

原料: 丝瓜 800 克, 水发香菇 50 克, 精盐、鸡精、料酒、水淀粉、姜汁、麻油、油各适量。

做法:

❶ 首先倒油入锅烧热, 用姜汁烹。

❷ 接着放入丝瓜片、水发香菇、精盐、料酒和鸡精, 煮沸至香菇和丝瓜入味, 用水淀粉勾芡, 淋入麻油搅拌均匀即可食用。

功效: 丝瓜汁有 "美人水" 之称, 可帮新妈妈恢复往昔容颜。

木瓜雪耳鱼尾汤

原料: 沙参 5 条, 鲩鱼尾 1 条（约 500 克）, 油 3 汤匙, 雪耳 1 朵, 木瓜 1 个, 姜 3 片, 盐 1/2 汤匙, 清水 8 碗。

做法:

❶ 雪耳浸泡至涨大, 去蒂, 将沙参清洗干净, 木瓜削皮去子, 切成块。

❷ 将鲩鱼尾清洗干净去鳞, 倒油入锅, 并烧热, 加入姜片、鲩鱼尾, 将鲩鱼尾两面煎至金黄色, 先倒入 2 碗清水稍煮。

❸ 煮沸瓦煲的水, 加入雪耳、木瓜块和沙参, 再倒入鲩鱼尾和汤, 用小火煲 1 小时, 下盐调味即可食用。

功效: 木瓜口感鲜美兼具食疗作用, 对女性更有美容功效。

黄豆桂圆姜汁粥

原料: 大米 150 克, 桂圆 50 克, 鲜姜 50 克, 黄豆适量, 蜂蜜 1 大匙。

做法:

❶ 大米淘洗干净, 浸泡 30 分钟; 桂圆、黄豆泡水洗净。

❷ 鲜姜洗净, 磨成姜汁备用。

❸ 大米放入饭锅中, 加清水, 上大火烧沸, 转小火。

❹ 加入桂圆、黄豆及蜂蜜等调味料, 搅匀, 煮至软烂, 出锅装碗即可。

功效: 桂圆可养血益气、壮筋健骨, 适用于产后气血虚弱、乏力等症。

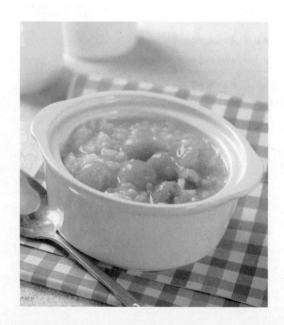

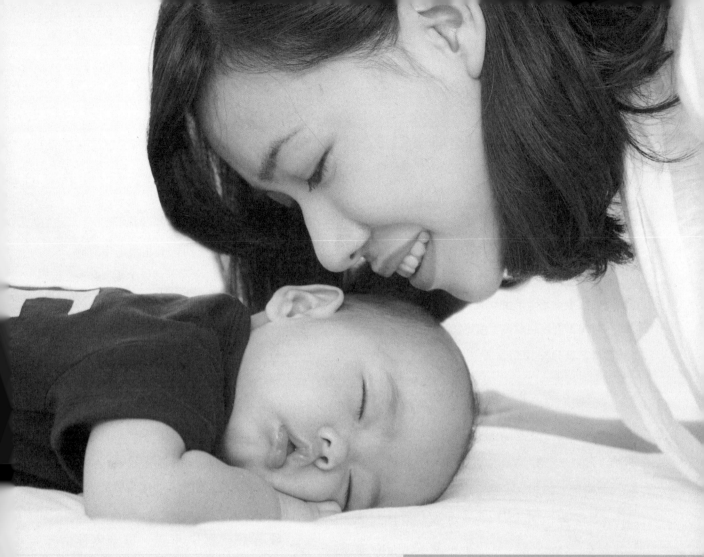

第 5 章

呵护成长，
解读新生儿保健护理

新生儿的身心发育特点

新生儿的 Apgar 评分

经过医学专家的研究，采用阿普加（Apgar）评分（如下表所示）来衡量新生儿身体状况的方法。阿普加评分法重点是以出生后的心率、呼吸、对刺激的反应、肌张力及皮肤颜色 5 项体征为依据，对新生儿进行评析。满分为 10 分。

新生儿阿普加评分法

体征	0分	1分	2分
心率（次/分）	无	<100次	>100次
呼吸	无	慢且不规则	正常且哭声响
对刺激的反应	无反应	正常且哭声响	哭、打喷嚏
肌张力	松弛	四肢略弯曲	四肢能活动
皮肤颜色	青紫	躯干红、四肢青紫	全身红

正常新生儿的生理特征

❶ 呼吸和脉搏。新生儿刚出生时呼吸没有规律，以后逐渐地稳定下来，呼吸每分钟 40 次左右，脉搏也没有规律，一会快，一会儿慢，每分钟为 120 ~ 160 次。

❷ 体温。新生儿出生时体温在 37 ~ 38℃，不久即开始下降，12 ~ 24 小时回升到 36 ~ 37℃之间。新生儿体温中枢发育尚不健全，控制血管舒缩的自主神经功能不够健全，皮下脂肪较薄，保暖能力较差。因此，新生儿的体温易受外界影响。

❸ 睡眠。新生儿期一般一天睡 18 ~ 22 小时，以后睡眠时间渐渐缩短。

❹ 皮肤。出生 3 ~ 4 天婴儿的皮肤变得干燥，有剥落现象，1 周以后新生儿

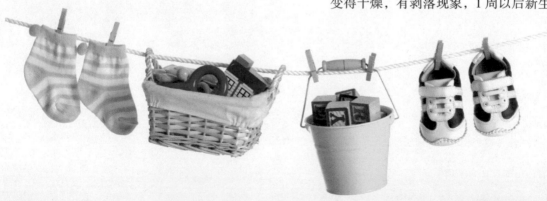

皮肤逐渐柔软光润、呈现粉红色。新生儿出生后 2 ~ 3 天，皮肤常渐渐变黄，第 4 ~ 5 天明显，8 ~ 12 天后自然消退，新生儿除皮肤发黄外，全身情况良好，无病态，此为新生儿生理性黄疸。

❺ 大便。新生儿出生后 10 ~ 12 小时内排出的胎便呈暗绿色、黏稠、无臭味。出生后 3 ~ 4 天大便变为黄色、泥状，以后排出的大便具有母乳喂养所特有的甜酸臭味。

❻ 体重、身长。新生儿出生体重平均 3 200 克左右。只要在 2 500 克以上的都属于正常，低于 2 500 克的为低体重儿，高于 4 000 克的为巨大儿。出生后 3 ~ 4 天内由于排泄大便，以及身体表面水分的蒸发，体重可减轻 200 ~ 300 克，这是暂时性下降，大约 1 周可恢复。我国足月新生儿的标准身长为 50 厘米左右。

温 馨 提 示

消化肠道长度相对较长，吸收面积大，喷门括约肌弱而幽门括约肌紧，胃容量小，易发生溢奶。肝糖原储备不足，出生后 8 ~ 12 小时内应及时喂奶，以免发生低血糖。出生 12 小时内排出墨绿色胎便，2 ~ 3 天过渡为黄色便，24 小时不排便时应追查原因。

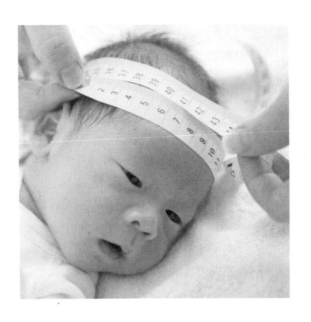

新生儿的头围和胸围应是多少

从枕后结节，经眉弓上方绕头一周的长度即为头围。测量新生儿的头围，可以反映脑与颅骨的发育情况。出生时新生儿头围平均值为 34 厘米（32 ~ 36 厘米）；出生后前半年增加 8 ~ 10 厘米，后半年增加 2 ~ 4 厘米；1 岁时平均为 46 厘米；2 岁时可达 48 厘米；5 岁时 50 厘米；15 岁时接近成年人，为 54 ~ 58 厘米。头围过小或过大都属不正常。过小可能是脑发育不良，过大可能是脑积水或颅内肿瘤。

沿乳头下缘，绕胸一周的长度为胸围。新生儿出生时胸围比头围小 1 ~ 2 厘米，平均为 33 厘米；6 个月前后，头围和胸围大致相同；1 岁时胸围和头围相等；2岁后胸围超过头围。1岁至青春前期胸围超过头部的厘米数约等于小儿岁数减1。

新生儿的感觉能力发育

新生儿出生后就要通过感官接受来自外界的刺激。下面具体陈述新生儿的各种感觉功能的发育情况。

◎听觉

新生儿出生后对突然的响声有反应，会受惊，会停止手脚乱动。两周后出现明显听觉。如果用持续、温和的声音在离宝宝耳朵10～15厘米处进行刺激，宝宝会转动眼球甚至转过头来。当然，宝宝最喜欢听的还是妈妈的声音，听到母亲的声音就能停止哭声，安静下来，这是因为在母体内时听惯了妈妈的声音。

◎视觉

新生儿出生时，视觉模糊，但有光感反应。以强光照射会引起瞬目，但眼的运动尚不协调，可有一时性斜视及眼球震颤，出生后3～4周即消失。新生儿由于眼肌控制能力差，虽然睁开眼，但视线不会停留在任何物体上。经过光和物体的刺激后，视觉开始集中注视眼前的物体。满月时，目光能注视近距离缓慢移动的物体。新生儿喜欢注视色彩鲜艳的物体，对红色和蓝色有不同的反应，喜欢注视轮廓线多和曲线物体的图像。

◎味觉

新生儿的味觉很敏感，他（她）能感受到什么是甜、酸和咸，并能做出不同的反应。喜欢甜味，尝后出现吸吮动作，不喜欢苦、酸、咸味，尝后会出现闭眼、皱眉、苦脸而转头避开。

◎嗅觉

新生儿嗅觉发育较早，能区别不同的气味，能通过嗅觉寻找母亲的乳头。喜欢妈妈身上的那种奶味，喜欢闻果香味，不愿闻臭气。另外，妈妈也能通过气味确定自己的宝宝。于是嗅觉就成了母婴之间相互了解的一种方式。

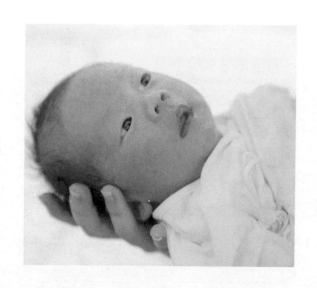

◎触觉

新生儿从生命一开始就已有触觉。习惯于被包裹在子宫内的新生儿，出生后自然喜欢紧贴着身体的温暖环境。当抱起宝宝时，喜欢紧贴着妈妈的身体，依偎着妈妈。当宝宝哭时，父母抱起来并且轻轻拍一拍，宝宝就不哭了。新生儿喜欢妈妈怀里的那种温暖的接触，喜欢被轻柔地抚摸身体，对这种接触能感到安全。新生儿对不同的温度、湿度、物体的质地和疼痛都有触觉感受能力。就是说，宝宝有冷、热和疼痛的感觉。嘴唇和手是新生儿触觉最灵敏的部位。

新生儿的情感发育水平

新生儿出生后，就具有愉快和不愉快的情感。不过，这些情感都是与生理需要联系在一起的。如新生儿吃饱、穿暖、睡好，就愉快；当需要不能满足，如饥饿、疲倦、未睡好，就要哭闹。哭闹时间和次数在新生儿期最多。

哭声是宝宝表示需要的语言，用哭声和大人们交流，以引起成人关注他（她）在生理和心理上的需要，提醒大人不要忽视他（她）的存在，这是一种无条件反射。另外，新生儿在哭的同时，呼吸及语言发音器官也自然地得到锻炼和发展。

新生儿虽然在出生到满月的一个月中，能通过感觉、动作、情感的发育，对外界的刺激做出各种不同的反应，这说明宝宝已开始了心理活动，但与成人相比，这种心理反应是低级的，只是个人意识活动的开端，还处于原始的状态、刚开始起步的阶段。

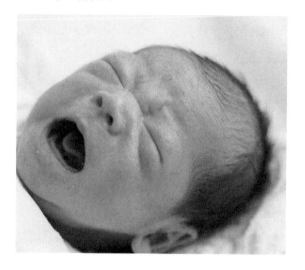

温 馨 提 示

新生儿出生后，作为一个幼小的生命是十分脆弱的，需要得到母亲的保护，情感的交流是不可缺少的。如果宝宝没有活动的自由，没有适当的玩具，也不跟大人交往，即使充分满足了他（她）的生理需要（如吃、睡等），也不会有良好的情绪，会出现表情呆滞或爱哭等情况，对他（她）的身心发展很不利。

新生儿个性发育水平怎样

新生儿出生后，父母马上就会发现孩子在个性上存在着差别。

有的宝宝非常老实、非常安静、较好带养，睡眠时间长，肚子不十分饿就不会醒，肚子饿了就咕噜咕噜地吃奶，也不怎么哭。若是吃母乳，就会把两侧奶全部吃空，若是吃配方奶也能轻松地吃掉 100 多毫升。新生儿吃完奶就要小便，换尿布时显得很高兴，然后又不知不觉地睡着了。在夜里一般再醒一两次，每次换完尿布、吃完奶又马上睡着了。每天大便一般 1 ~ 2 次。这样的小儿称为易抚养型。

有的新生儿就不那么老实，带养起来比较费劲。宝宝对外界刺激很敏感，有一点儿声响马上会醒，醒来后如果尿布湿了就哭，表现出不高兴，即使换了尿布，如果肚子饿了仍然哭个不停。这种孩子如果是吃母乳，吃了 6 ~ 7 分钟后饥饿感一消失就不再吃了，此时孩子肚子并未饱。如果再硬塞奶给孩子吃，就会把吃进去的奶全部吐出来，待过去 10 多分钟又会因饿而啼哭，再吃 5 ~ 6 分钟才能睡去。如果是喂配方奶，奶嘴稍有不通畅就哭，甚至把奶嘴吐出来不吃了。有时喂完了奶，刚过 20 分钟又把奶给全吐出来，这种情况多见于男孩子。由于每次吃奶量和吐奶量均不

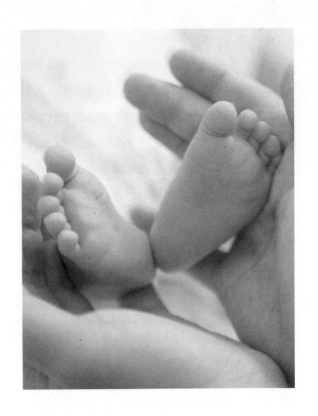

同，饥饿的时间也就不同，所以喂奶时间也就没有规律了。这样的新生儿称为抚养困难型。

新生儿的先天反射

正常足月的新生儿一般会存在一些先天反射，这些先天反射会在出生几个月后自然消失。如果大人发现宝宝在新生儿期未出现这些反射，或这些反射在该消失时持续存在，那么宝宝可能存在异常状况，应尽快带宝宝去医院检查。

◎ 觅食反射

如果大人用手指轻轻触宝宝的面颊，宝宝会反射性地把头转向被触及的一侧；如果触及宝宝的口唇，宝宝则会撅起小嘴，像小鸟觅食一样。觅食反射会在出生后 3 ～ 4 个月时消失。

◎ 吸吮反射

如果妈妈用乳头触碰宝宝的嘴唇或将乳头放入宝宝的口中，宝宝会自动做出吸吮动作。吸吮反射大约在宝宝出生后 4 个月时消失。如果出生后宝宝的这种吸吮反射明显减弱或消失，那么提示宝宝可能存在缺氧或有神经系统的损伤情况，妈妈应警惕。

◎ 握持反射

如果宝宝是足月儿，当妈妈把手指放入宝宝的手掌中时，宝宝会立即紧紧地握住妈妈的手指不放，有时大人甚至可以就势把宝宝上身提起来。如果发现宝宝的某一侧不出现握持反射，那么提示宝宝可能存在异常，应尽快去医院检查。

◎ 拥抱反射

让宝宝呈仰卧状，妈妈轻轻拉起宝宝的双手，将其身体慢慢抬高，在宝宝的肩部略微离开床面时妈妈突然松手，这时宝宝会做出类似拥抱的动作。这就是拥抱反射，又叫惊跳反射。测试宝宝的拥抱反射时，大人的动作一定要轻柔，不要吓着宝宝，更不能伤着宝宝。如果在新生儿期发现宝宝没有拥抱反射，则提示宝宝可能存在异常，应咨询医生。

◎ 颈肢反射

颈肢反射又叫击剑反射，即让宝宝呈仰卧状，将宝宝的头转向一侧，同侧的上、下肢会伸直，而对侧的上、下肢则会屈曲。如果颈肢反射持续存在或过早消失，则提示宝宝可能存在脑瘫，应尽快去医院检查。

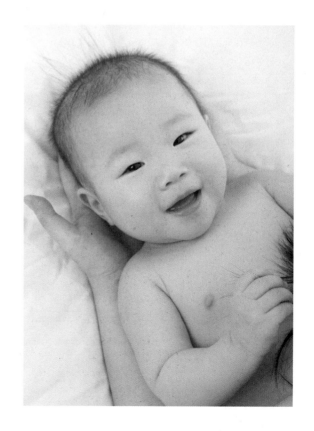

◎迈步反射

　　大人扶着新生宝宝的两侧腋下，把宝宝的脚放在平面上，宝宝会做出迈步动作，好像两腿协调地交替走路一样。

◎交叉伸腿反射

　　如果大人用一只手按住宝宝的一侧膝关节，另一只手划一下宝宝被按住这侧的脚掌，宝宝的对侧下肢同时会出现屈曲，然后做出伸直和内收的动作。如果新生儿期宝宝不存在交叉伸腿反射，则提示宝宝可能有神经系统的损伤。

◎游泳反射

　　让新生宝宝俯卧，托住宝宝的肚子，宝宝会抬头、伸腿，做出游泳的姿势。如果让宝宝俯伏在水里，宝宝会本能地抬起头，同时做出协调的游泳动作。

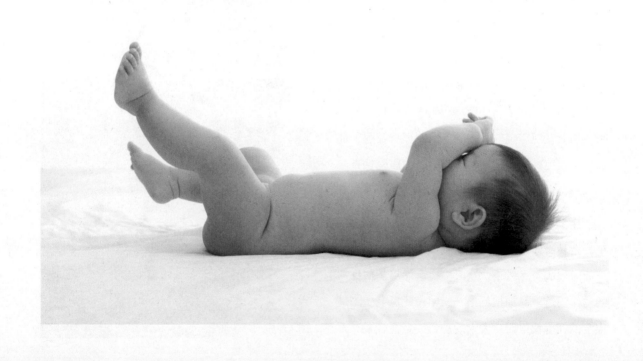

✾ 新生儿的日常护理 ✾

新生儿的居室环境怎样安排

胎儿在舒适的母体内生活了 9 个多月，出生后的新生儿就像刚出土的幼苗，非常娇嫩，必须悉心保护。宝宝对环境的适应需要过程，孩子的居室布置是有要求的，不能只考虑好看与否，实用性和安全性才是爸爸妈妈最应该重视的。

◎ 宽敞明亮

为了能让妈妈及时关注到宝宝的细微变化，宝宝居住的房间一定要宽敞，以保证母婴同室，宝宝的视野也会随之开阔。

宝宝居住的房间应该保持一定的光照度，如果房间的光线过于昏暗，一是宝宝容易睡得黑白颠倒，二是影响视觉发育，三是不利于妈妈对宝宝的面色、皮肤、呼吸等进行细致观察，甚至出现病态也不能及时发现。

◎ 清洁卫生

保持室内的清洁卫生，每天用干净湿布擦拭桌椅等家具，扫地前要洒水，避免扬起灰尘。

新生儿对一般细菌无抵抗能力，所以要特别注意环境卫生。在新生儿期最常见的就是传染性的疾病，如脐炎、口腔炎、脓疱病、败血症及肺炎等，严重者可危及生命。因此，新生儿室内应尽量少住人，更不要在屋里陪客吸烟，以减少空气污染。

◎ 温度和湿度

胎儿初到人间的第一感觉是冷，由于体温调节功能差，体表散热快，过冷或过热都会使新生宝宝的生理状态发生紊乱。冬季新生儿的居室不能过冷，一般室温在 18 ~ 22℃ 为宜。如果用煤炉取暖，一定要安装风斗，以防煤气中毒。室内

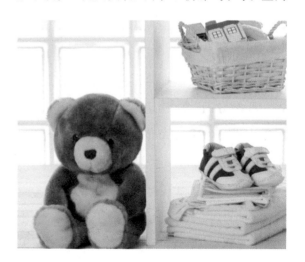

可挂些湿毛巾，或者地面上常洒水；炉子上的水壶的盖应打开，以保持室内空气的湿度。

室内湿度在 50% ~ 60% 为好，如果房间里比较干燥，可以洒些水湿化空气，这也在一定程度上可预防呼吸道疾病的发生。

◎ 保持通风

宝宝的呼吸系统娇弱，其生长发育对氧气的需求量又很大，居住的房间应有足够的新鲜空气，以满足对氧的需求。

即使在冬天，宝宝居住的房间也要坚持每日通风 1 ~ 2 次，可先把宝宝抱到其他房间，通完风再回来，夏季则可以终日开窗。同时也一定要注意避免穿堂风，不要着凉。

◎ 控制噪声

宝宝的中枢神经系统发育尚未健全，噪声刺激会使脑细胞受到损害，导致大脑发育不良，此外噪声影响宝宝睡眠，睡眠不足会导致宝宝生长发育迟缓，因此，宝宝的居室内不应该有噪声。家人不要在室内高声喧哗吵闹，不要在室内跳舞、打牌，收录机、电视音量也不要过大。

◎ 调暗灯光

科学家研究发现，任何人工光源都会产生一种微妙的光压力。这种光压力的长期存在，会使人尤其是婴幼儿表现得躁动不安，情绪不宁，以

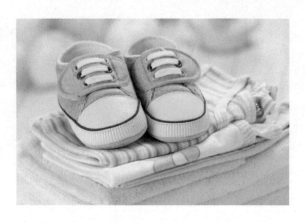

致难于成眠。长期让宝宝在灯光下睡觉，致使他们的睡眠时间缩短，睡眠深度变浅且易于惊醒；光线对眼睛的刺激会持续不断，眼睛和睫状肌便不能得到充分的休息，极易造成视网膜的损害，影响其视力的正常发育。

温 馨 提 示

宝宝需要安静，但也不能过于安静，有些家长走路小心翼翼，做任何事情都尽量不发出声响，刻意营造无声无响的环境，这是完全没必要的，而且对宝宝的生长发育同样不利。研究证明，适量的环境刺激能提高宝宝的视觉、触觉和听觉的灵敏性，同时也可促进智力发育，使大脑更发达，因此，家长不必太过小心，避免过大噪音出现即可。

如何包裹新生儿

给宝宝"打包"很是重要，新生儿体温调节能力差，所以要给宝宝保暖。除此之外，宝宝出生后神经系统发育不完善，尤其是神经髓鞘尚未形成，受到外来声音、摇动等刺激很容易发生全身反应，好似受到"惊吓"，从而影响睡眠；新生宝宝一个人睡觉，会像成人那样即使盖上被子也有感觉冷的时候，将宝宝包裹起来，可以使他在一个暖和的环境中沉睡；新生宝宝身体柔软，不能抬头，不宜将他抱起来，尤其是在喂奶时，非常不方便，将宝宝包起来就能很容易地解决这个问题。

有不少家长喜欢把宝宝的胳膊、腿伸直，然后用包布或被子把孩子紧紧地包起来，甚至还在包的外面再捆上几道，认为这样包裹既保暖又可以使孩子睡得安稳。其实这种"蜡烛包"式的包裹法会给新生儿造成许多不利，一方面由于限制了四肢的活动，使孩子的肌肉、关节得不到运动锻炼，不利于神经、肌肉的发育，同时神经得不到有效的刺激，可影响大脑的发育。捆包过紧还可影响孩子的呼吸和胸廓的正常发育。

那么，应如何正确包裹新生宝宝呢？

正确包裹新生宝宝的方法是：给新生宝宝穿上纯棉制品的小和尚领内衣；裹上尿布，注意不

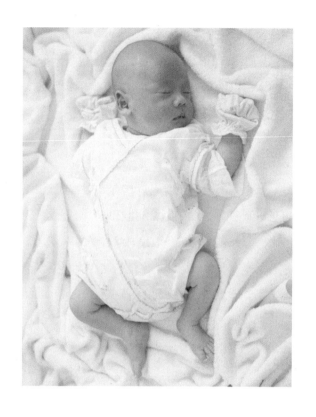

要遮盖脐部，以免尿湿污染；将包单、大毛巾或小棉被折叠成方形，使其宽度盖住宝宝肩部及脚跟部，把宝宝放在中间位置，将包单的一侧包裹宝宝的一侧手臂，连同肩部紧掖在对侧腋下；包单的另一侧包裹另一侧手臂，经胸前压在背下即可。这样包裹后，孩子既能保持安静的睡眠，又可避免包裹过严而引起的弊端。

还可在市场上购买较宽松柔软的睡袋，薄厚可调节，还可经常洗涤，既保暖又清洁。睡袋的

制作简单，完全可以家庭自制。睡袋下端多设有拉锁，便于打开换尿布，也比较宽松，便于活动。在白天可以给新生宝宝穿上内衣、薄棉袄或毛线衣，再盖上棉被就可以放进睡袋里了。

适合宝宝的睡姿

新生儿一天24小时有近20个小时都在睡眠，可见睡眠对新生儿的健康和生长发育何等重要。

对婴儿来说，仰卧是我国最普遍的睡姿，非常有益于全身血液循环。但是，这样的睡姿容易睡偏头，严重的可影响面部五官美容。宝宝进食后胃部胀满，平躺还容易呛咳奶水进入气管引起窒息，或呛入咽鼓管造成中耳炎。

新生儿躺在床上时，要不断地变换体位，不要长时间平卧，可适当俯卧和侧卧。现代医学认为，小孩俯卧有助于胸廓和肺的扩张，俯卧时要有专人密切观察，时间不宜太长；从睡眠卫生的角度来讲，双腿弯曲朝右侧卧睡的睡姿较合适，这种睡姿可使全身肌肉放松，同时还有助于消化。

一般在新生儿出生的第一天应采用头略低于脚的侧卧位，以利于吐出在分娩时吸入的羊水和黏液。第二天即应让新生儿的上半身和头部高于下半身，一般不必枕枕头，即使用枕头，枕头高度也不要超过4厘米，在每次喂奶后宜右侧卧

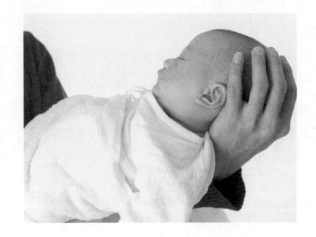

位，以利于胃的排空，防止溢奶，并可避免溢奶时奶液吸入呼吸道，引起窒息。

新生儿睡床，以木板床为宜。床四周应有栏杆，四周为圆角，无凸起部分，以免发生意外。新生儿的脊椎是笔直的，可以不用枕头。为了防止尿液浸湿被褥，可在被褥下放一块塑料布，冬天则加尿布垫在小儿臀下。

怎样抱宝宝才是舒适的

抱新生宝宝，是父母和一切看护者日常护理新生宝宝工作中最常见的护理方式。拥抱是妈妈释放母爱的一个不可替代的载体，也是宝宝感受美妙世界、沐浴妈妈的爱、获得心智成长的需要。

刚出生不久的婴儿全身软绵绵的，看上去是那么软弱，头抬不起来，颈部、腰部都支撑无力，这主要是因为他的颈部和背部肌肉发育还不

完善。新生儿柔弱的躯体对新妈妈爸爸而言，实在难以适从。爸爸妈妈想亲近宝宝，又常感"无从下手"，担心弄疼弄伤宝宝。

因此，抱小婴儿时应使婴儿的头部和肢体受到很好的支持，使婴儿有安全感。

要将婴儿横抱于臂弯中，宝宝仰卧时，你用左手轻轻托起他的腰部和臀部，用右手轻轻放到他的头颈下方，慢慢地抱起他，这样，宝宝的身体有依托，头也不会往后垂；然后将宝宝头部的右手慢慢移向宝宝的左臂弯，将他的头小心转放到你的左手的臂弯中，这样将婴儿横抱在你的臂弯里，会使他感到很舒服。

要将婴儿面向下抱着，让宝宝的小脸颊一侧靠在你的前臂，双手托住他的躯体，让他趴在你的双臂上，这个姿势还可以来回摇摆婴儿，往往会使他非常高兴，从而喜欢这样的抱姿。

无论哪种抱法，妈妈和爸爸或其他看护者，应该利用宝宝的视力特点和宝宝进行充分的眼神和语言交流。这种充满爱心的拥抱和抚慰对于新生宝宝的生长及心理发育等都是很有好处的。

温 馨 提 示

应注意的是，新生儿在 8 周以前，不能自我控制头部和肌肉，因此，搬动婴儿时，一定要扶着宝宝的身体，使宝宝的头不耷拉下来，四肢不要垂着。

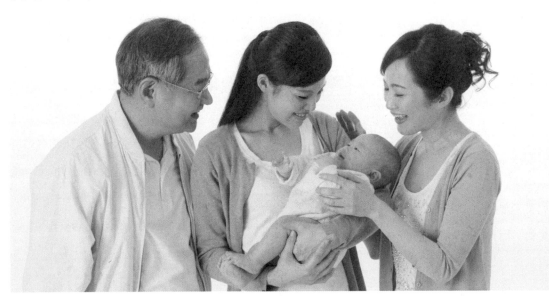

新生儿的脐带护理

新生儿出生后脐带就会被夹住并立刻剪断，只留下5～8厘米的根部，脐带根部由接生员进行结扎、消毒和包扎，脐带残端一般在7天内自然脱落，末端留下一个脐窝。

残留在新生儿身体上的脐带残端，在未愈合脱落前，对新生儿来说十分重要。因为脐带残端是一个开放的伤口，又有丰富的血液，是病原菌生长的好地方，如处理不当，病菌就会趁虚而入，引起全身感染，导致新生儿败血症。因此，护理好脐带是护理新生儿的重要内容之一。

一般来说，脐带在一周内就可脱落，如无脐部感染，则不要用纱布覆盖，这样可促使脐带更快地干燥脱落。脐带在脱落前后有时会出现一些渗液或渗血，如处理不当，容易引起局部红肿及感染，严重时可导致败血症。所以，每天可用消毒棉棒蘸酒精对脐带残端进行局部消毒，撒些脐带粉，盖上小方纱布，如此直到脐带自然脱落。出现过多的渗血，或有脓性分泌物，或脐周皮肤出现红肿现象时，应立即去医院诊疗，以免发生出血或感染扩散。

如果发现脐部有白色肉芽长出，或脐部有脓性分泌物，而且出现周围皮肤红肿等现象，应及时到医院进行处置，以防病情加重。

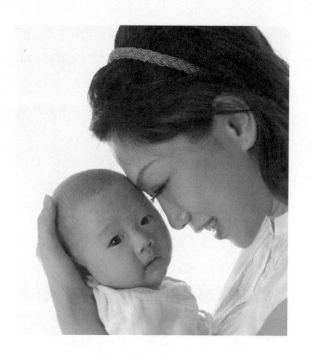

有的新生宝宝患有脐疝，但一般一两年内就会痊愈。如果你的宝宝患了脐疝，而且还不断扩大或者久不痊愈，一定要去看医生。

早产儿的科学护理

早产儿是指胎龄未满37周出生的新生宝宝。大多数早产儿体重都小于2 500克，因而各器官系统发育不成熟，功能不全，生活能力低下，抵抗力差。早产儿的胎龄越小，器官的缺陷和功能障碍对早产儿的生命和健康的危害就越大，因此，要加强对早产儿的护理，尤其出院后更需要细心护理。

◎ 注意保暖

维持适当的体温，对早产儿极为重要。为避免出现体温异常波动，早产儿室内温度保持 24℃ 为宜。在医院，早产儿常被置于保暖箱中。保暖箱好似人造子宫，透明的外壳便于观察，箱体设置有可供手伸进去操作的窗口，暖箱内的温度和湿度可以调节到最佳的需求状态。在家中护理，早产儿居住的室温一般应保持在 24 ~ 28℃，湿度保持在 55% ~ 65%，如发现宝宝四肢凉，可加盖棉被或用热水袋（水温应在 50 ~ 60℃）放置小被外，或抱着贴紧妈妈的怀抱使其保暖。体温应维持在 36 ~ 37℃。

◎ 正确喂养

一般认为早产儿对热量的要求高于成熟儿，每日每千克体重需热量 110 ~ 150 千卡。因早产儿基础代谢率比成熟儿高，但吸收能力低于成熟儿，所以热能的供给还是以稍低开始为宜，视情况逐步加多。早产儿喂养需要细心、耐心、精心，注意防止呕吐。首选食品为母乳，无法母乳喂养者以早产配方奶为宜，并应尽早补充维生素以及铁和钙。喂养时选择侧卧位，喂养后注意抱起宝宝，轻拍背部，以防溢奶引起窒息。

◎ 预防感染

由于早产儿免疫力低下，容易发生感染，因此要积极预防感染。采取专人护理（如妈妈或奶奶等），尽量避免外人走进宝宝的房间或抱着宝宝给亲戚朋友看，少到公共场所及人多的地方。同时接触宝宝前注意用肥皂水洗净双手，避免患有感冒、腹泻、皮肤病的人接近宝宝。

◎ 随时监测

定期到儿科保健中心随诊，检查宝宝的生长发育情况。

如果早产儿能得到良好的喂养条件，就有可能很快将发育中的不足弥补过来，这对避免留下缺陷，尤其是避免神经发育方面的缺陷极其重要。

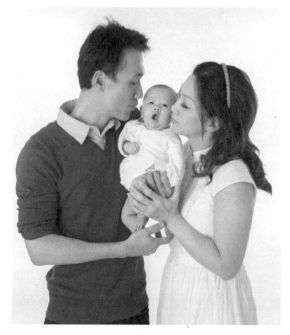

如何给新生儿洗澡

一般来说，新生儿产后 8 ~ 12 小时即可洗澡，正常婴儿冬季每天 1 次，夏季每天 1 ~ 2 次，在喂奶前进行。给新生儿洗浴的目的有三：第一，清洁皮肤，使婴儿感到舒适；第二，预防感染，做好新生儿皮肤和脐部的护理；第三，借新生儿洗浴的机会，可以观察婴儿全身情况，早期发现病症。为宝宝沐浴应注意以下几个方面：

◎ 洗澡用具

婴儿澡盆、浴巾、毛巾、婴儿香皂或沐浴露、棉签、脱脂棉、婴儿油、爽身粉等。

洗澡时间最好选一天中气温高的时间洗。在冬天，最好在正午至下午 2 点钟，喂奶前 30 分钟洗。

◎ 洗澡室温和水温

冬天室温最好 20 ~ 32℃，水温调到 37 ~ 38℃，若无水温计，可用肘部试水感到稍热而不烫手为宜。

◎ 洗澡方法

❶ 帮宝宝脱衣后，用大毛巾包住宝宝的身体，抱起宝宝，以手托住头部，手臂托住身体夹于腋下。先用毛巾浸润清水洗脸，洗脸一般不用肥皂。洗头时一手托住婴儿的头，同时大拇指和中指把宝宝的耳朵向前轻压，以避免耳朵进水，

另一手涂上婴儿洗发精，以旋转动作轻擦，再以清水冲洗干净。

❷ 解下包裹宝宝的大毛巾沐浴，注意在新生儿脐痂未脱落之前，沐浴时不可将新生儿的躯体全部放在水中，以免弄湿脐部。先洗上半身和上肢，再洗下肢、下腹和臀部。应将肥皂抹在毛巾上，再用毛巾擦抹宝宝。

❸ 洗完澡后将宝宝放于大毛巾上轻轻拭干全身，颈部、腋窝和大腿根部涂少许爽身粉，脐部可用消毒棉签蘸上 75% 酒精擦拭，穿上衣服。

温 馨 提 示

如果在洗澡时小宝宝拉臭臭了，这时妈妈不要慌，更不要手足无措。可以先将宝宝的便便擦拭干净，然后立即用事先准备好的大浴巾包裹好小宝宝，做好保暖措施，将宝宝暂时放到床上，然后妈妈换上干净的温水，再将宝宝抱入浴盆中，拿走浴巾。这时要及时检查小宝宝是否有感冒或腹泻的迹象。

护理宝宝娇嫩的皮肤

新生儿的皮肤薄而且很娇嫩，防御功能差，对各种损伤抵抗力低，故易发生皮肤感染，严重时可因细菌侵入血液而造成败血症。所以对新生儿的皮肤要做特殊的护理。

新生儿刚出生时，皮肤表面有一层胎脂，它对皮肤有暂时的保护作用，可减少感染机会，不要立即洗去。新生儿皮肤娇嫩、柔软，毛细血管丰富，皮脂腺分泌较多，特别是皮肤褶皱处如颈部、腋窝、大腿根部、腘窝等处，可因潮湿及污物的堆积使局部皮肤破溃、糜烂，造成感染。因此，需勤洗澡、勤换内衣，以保护皮肤健康。洗澡时，降生后 6 个星期内的新生宝宝，只能用水来给宝宝清洗，并且要特别注意清洗皮肤褶皱处。若指甲过长应用小剪刀剪掉，以免抓伤皮肤。注意新生儿衣服、被褥的增减，避免出汗过多。

尽量少给宝宝使用爽身粉，特别是有尿布疹的宝宝，因为一旦爽身粉与尿液、粪屑混合在一块，容易产生新的化合物及一些微粒，堵塞毛孔，不仅妨碍皮肤透气，还会诱发或加重宝宝的皮炎。

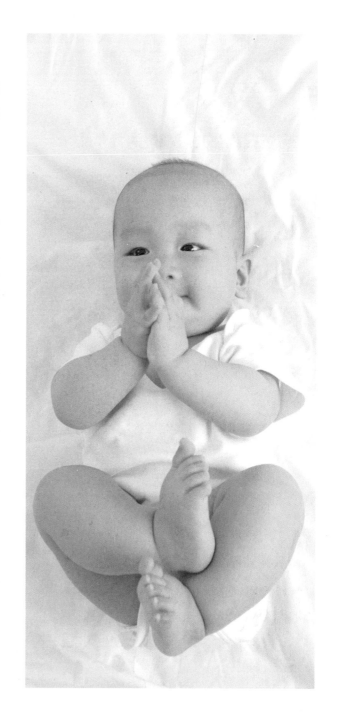

✳ 新生儿的科学喂养 ✳

母乳是新生儿最理想的营养品

母乳是婴儿最理想的天然食品，科学家把母乳称为婴儿的天然高级营养品，是有科学道理的，其缘由分别陈述如下。

◎ 母乳含有各种营养成分

母乳具有新生儿生长发育所必需的各种营养成分，营养丰富，且易消化、吸收。

◎ 母乳中的蛋白质、脂肪和乳糖最适合新生儿消化和吸收

母乳的蛋白质质量好，2/3是白蛋白，容易消化吸收，还有一种酶能帮助消化脂肪。母乳的脂肪球比牛奶小，易于消化吸收。这样不仅有利于宝宝体格的生长发育，更是宝宝大脑发育不可缺少的原料，所以母乳被称为"生命之本"，是宝宝健康成长的源泉。

◎ 母乳喂养可以减少佝偻病的发生

钙在佝偻病发生中起到一定作用，缺钙可以引起佝偻病，而母乳中微量元素特别是钙、磷元素的比例适宜吸收，故母乳喂养的新生儿较少发生低钙血症。

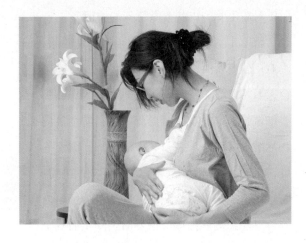

◎ 母乳具有增进免疫力、增强体质的作用

母乳中含有多种对付病原体如细菌、病毒、过敏原的免疫球蛋白，尤其是初乳中含有大量抗体，使新生儿出生后接受到第一次被动免疫，以保护幼小脆弱的身躯免受病菌的侵袭，具有抗感染、抗过敏作用。母乳中还含有促进乳酸杆菌生长、抑制大肠杆菌、减少肠道感染的因子，这些因子在预防肠道或全身感染中都有一定作用。

◎ 母乳温度适宜

母乳量随着婴儿的生长而增加，温度及泌乳速度适宜，喂养方便。

◎母乳喂养有利于增进母婴感情

母乳喂养使母婴有更多的肌肤接触、亲吻及体温的温暖等活动，有利于建立母婴依恋感情，也有助于更亲密的母婴亲情关系的建立。

◎母乳喂养可以增进婴儿身心发育

哺乳过程中，母婴间目光的对视，促使宝宝最早看见的是母亲的笑脸，是母亲那双会说话、会传递母爱的眼睛。母亲注视着宝宝，会激起强烈的感情。这对新生儿以后心理、行为等发育有着深远的影响。另外，哺乳过程对宝宝各个感官的刺激，都是对宝宝最早的智力开发。

◎清洁、卫生

母乳还具有经济方便、清洁卫生等优点。

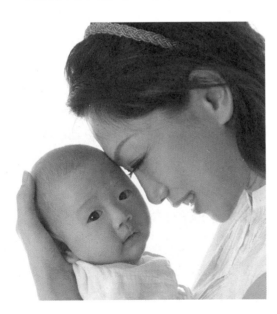

◎母乳喂养有益母亲身体健康

伴随婴儿吸吮而产生的缩宫素，能促进子宫收缩，减少产后出血，促进子宫复原，促使新妈妈早日康复。哺乳母亲较少发生乳腺癌和卵巢癌。用母乳喂养，母亲的月经可晚些复潮，有利于避孕，也有利于母亲体内的蛋白质、铁和其他所需营养物质得以贮存，有利于产后身体的康复。

温 馨 提 示

母乳不需特殊储存，随需随喂，温度适宜，永不变质。还可省去人工喂养所需的奶瓶、奶嘴，以及消毒这些物品的器皿。人工喂养时，如若消毒不严，奶瓶、奶嘴被污染，则可引起婴儿感染、腹泻。

给予宝宝珍贵的初乳

"初乳"一般是指母亲生产后2～3天所分泌的乳汁。初乳成分浓稠，量较少，呈淡黄色。

初乳虽然量不多，但是营养物质丰富。在初乳中含有维生素、蛋白质、矿物质等新生儿期必需的多种营养成分，特别适合宝宝生长快，又需要蛋白质多和消化脂肪能力弱的特点。初乳呈淡

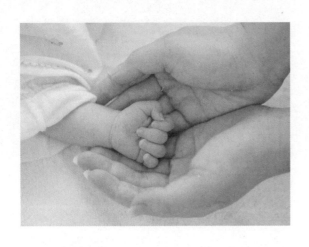

黄色（含有大量的 β 胡萝卜素，β 胡萝卜素在体内经过一系列化学反应后转换成维生素 A），看上去不像奶，却绝对干净卫生。初乳还有促进脂类排泄的作用，从而减少黄疸的发生。特别是在初乳中含有大量的抗体，这种抗体对婴儿的被动免疫具有重大的意义。也就是说，婴儿吃了初乳，就不容易发生牛奶过敏症和新生儿流行性腹泻。一般说来，在新生儿的血清中只有很少一点抗体，所以对细菌感染的抵抗力非常弱。但初乳中存在大量含有抗体的优质蛋白，因此，婴儿吃了以后会立即吸收进入血液中，获得一定的被动免疫而增强抵抗力，而且婴儿在此期间，能用自己的力量产生启动免疫的抗体。另一方面，因为初乳中含有大量的盐类，能起到适度缓泻剂的作用，使大便排泄顺利。如上所述，初乳对婴儿大有裨益，所以一定要喂给婴儿。

哺乳的正确姿势和方法

年轻女性初为母亲，一定要掌握好给宝宝喂奶的正确姿势和方法，只有这样，宝宝才能吃得好、吃得饱，健康地生长发育。

❶ 将奶头擦洗干净后要挤掉前面几滴奶，因为乳管前端的奶可能含有细菌。

❷ 搂抱宝宝入怀，哺乳母亲一手及前臂托住头颈部，使宝宝面向乳房，另一只手的拇指向下，其余四指向上以托起乳房。

❸ 开始哺喂时，先用乳头去触及宝宝口唇及口部四周的皮肤，以诱发觅食反射。待新生儿口张开、舌向下的一瞬间，及时将乳头及乳晕送入其口中、被含住开始吸吮。这时哺乳母亲再轻轻挤乳房，将乳汁挤入到宝宝的口腔中。哺乳时，要防止宝宝鼻孔被乳房堵住而影响呼吸。

❹ 在吸吮过程中，如果乳汁充满口腔，宝宝的下颌部肌肉会出现缓慢有力的节奏动作，并听到咽乳声，这表示宝宝吮乳及咽乳顺利。若仅吸吮而无咽乳声，说明宝宝吸吮无力，乳汁少，所以哺乳母亲要帮忙将乳汁挤入宝宝口中，促使宝宝吞咽、吃饱。

❺ 每次哺乳时两侧乳房要交替哺喂，先喂一只乳房，吸空后再换另一只乳房。下一次喂奶要先喂上次未吸尽的一侧，吸空了再换另一侧。宝宝吸吮停止后，要轻轻取出乳头。

为什么对新生儿要按需喂哺

按需哺乳就是说，当新生儿有吃奶要求时就要喂奶，满足其生理需求。

刚刚出生的新生儿吸吮力很强，是学习和锻炼吸吮能力的最佳时刻，不必拘泥于定时喂奶。有的宝宝吸奶很不守"规矩"，按正常时间给宝宝喂奶，却吃几口就呼呼入睡，可未到喂奶时间又偏偏想吃，哭闹不安。

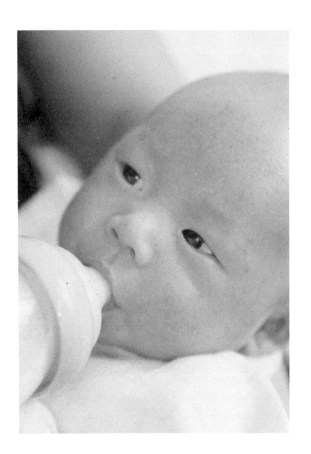

婴儿喂哺的个体差异很大，不能千篇一律地对待。如果硬性规定喂奶时间或次数，往往不能满足新生儿的生理需要，会影响其生长发育。

研究表明，按需哺乳、勤喂奶能促使母乳分泌旺盛，使宝宝吃饱喝足，加快体重增长。实验证明，每天喂 6 次奶，乳汁分泌平均为 520 毫升，如喂 12 次奶，每天平均分泌乳汁会增加 25 毫升，还可延长母乳哺乳期，不致发生中途"断炊"的现象。且乳汁及时排空对母亲也有利，减少了哺乳母亲患乳腺炎的机会。对新生儿尤其是对体弱和未成熟儿，少量多餐可使宝宝吃到更多的乳汁。

温馨提示

我国民间喂哺婴儿，历来有醒来就喂、饿了就喂的习惯，当新生儿宝宝有吃奶要求，就给予喂奶，这是一个既切合实际又符合科学的好办法。喂奶中，宝宝经常看到母亲微笑的面容，闻到奶香的气息，听到母亲熟悉的声音，得到深情的爱抚，不但能增进食欲，而且有利于他（她）的神经系统的发育。

婴儿含衔乳头的正确姿势

一般母亲每次喂奶时先将乳头触及婴儿上唇，引起觅食反射。当婴儿的口张大的一瞬间，让婴儿靠近自己，使他能大口地将乳头及大部分乳晕含入口中。含入后，可以看到婴儿的上下唇外翻，呈"鱼唇状"，婴儿口唇上方的乳晕外露比下方的少，这时婴儿的舌头位于乳头下方，舌头形成勺状环绕着乳头。这样在吸吮时能充分挤压乳晕下的乳窦，使乳汁排出，还能有效地刺激乳头上的感觉神经末梢，促进母亲的泌乳和排乳反射。

出现典型的颌部动作：婴儿吸吮时两颊鼓起呈圆形，出现典型的颌部动作，即颌部肌肉缓慢而有力及有节奏地向后做出伸展运动，直至耳部，吸吮慢而深，有时会暂停，能看到他的吞咽动作，听到"咕噜""咕噜"的咽奶声。如婴儿含接乳头后，唇内卷，大部分乳晕露在口外，两颊吸吮时内缩，或母亲感到乳头疼痛，则说明婴儿的含接姿势不正确，应及时纠正，否则易出现乳头皲裂。

夜间如何哺乳新生儿

要满足婴儿对食物的要求，就应增加哺乳时间，通常每24小时喂8~12次，夜间也不应停止哺乳。这样24小时就花去了3个小时，再加

上夜间哺乳，因此，母亲往往为照料婴儿而弄得疲倦不堪和精神紧张，一天睡不上几个小时，母亲的睡眠方式在很长时期内会被打乱。所以，母亲应在白天和晚间争取充分的休息，作为丈夫应该协助妻子，并且帮助妻子做一些家务劳动。实际上，虽然母亲在夜间哺乳不是丈夫的责任，但如果婴儿睡在另一间房里，一旦婴儿啼哭，就可请丈夫把婴儿抱来喂，并且在喂完奶后再抱回婴儿睡房和换尿布。

妈妈晚上给宝宝喂奶时要注意以下几点：

◎ 保持坐姿喂奶

建议妈妈应该像白天一样坐起来喂奶。喂奶时，光线不要太暗，要能够清晰地看到宝宝皮肤

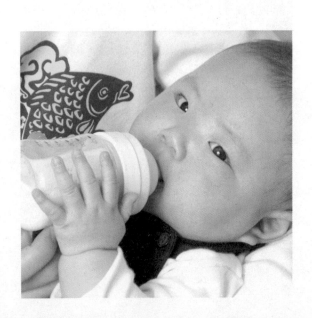

颜色；喂奶后仍要竖立抱，并轻轻拍背，待打嗝后再放下。观察一会儿，如安稳入睡，保留暗一些的光线，以便宝宝溢乳时能及时发现。

◎不要让宝宝叼着奶头睡觉

有些妈妈为了避免宝宝哭闹影响自己的休息，就让宝宝叼着奶头睡觉，或者一听见宝宝哭就立即把奶头塞到宝宝的嘴里。这样就会影响宝宝的睡眠，也不能让宝宝养成良好的吃奶习惯，而且还有可能在妈妈睡熟后，乳房压住宝宝的鼻孔，造成宝宝窒息死亡。

怎样判断母乳是否充足

如果母乳充足的话，宝宝在吃奶的最初 5 分钟就能吃个半饱，吃饱后会安静地入睡。一般来说，如果母亲的乳汁非常充沛，则有以下表现。

◎从外观上看

喂奶前奶水好的乳房饱满，表面青筋显露，用手轻挤乳头，奶水就源源流出，喂奶后乳房松软。

◎从孩子吃奶情况看

如果宝宝吸奶时，总是用力吸吮，却听不到连续的吞咽声，或吸几口才咽一次，或者吃奶时间很长，但吃后睡下不久又醒来，并向两侧转头啼哭，小嘴像是在寻找乳头，那就说明母乳不够

吃，不充足。若喂奶时听见宝宝有规律的吞咽声，表示母乳充足。

◎从婴儿身体状况看

孩子没有患病，且体重增加，平均体重增 18 ~ 30 克 / 日，表明母乳充足。如果体重不增加或增加很慢，平均每天少于 18 ~ 30 克，且大便稀、呈绿色、次数增多等，则表示母乳不充足。

◎有适当的夜尿量

每日至少更换 6 次或 6 次以上的尿布，通常每次喂奶时有大便，这些表现说明母亲乳汁充沛。

◎吃饱后婴儿安静

宝宝表现满足、安静或安然入睡，醒着时喜欢玩耍，这也表明母乳充足。

温 馨 提 示

掌握和判断母乳充足与否很重要，这不仅可以帮助妈妈正确安排宝宝的哺乳时间和吸吮量，还可以根据乳汁分泌的多少，从膳食方面给妈妈做适当的调理。

人工喂养应注意哪些问题

人工喂养时，必须注意处理好如下问题。

◎ 要注意奶具的选择

奶具应选择直形奶瓶，软硬适度的奶嘴头。奶嘴头开孔大小要适宜，一般倒拿奶瓶，奶水能连续滴出，说明孔径大小合适。若连续流出则说明孔径大，易引起宝宝呛咳。若断断续续滴出，说明孔径太小，宝宝吸吮困难，易疲劳而吃不饱。还应具备专用的匙、碗、杯、锅、洗瓶刷、盖布及擦布等，供配制乳液用。

◎ 奶具必须每次消毒

宝宝用的奶具及配乳液用的用具必须每次消毒，奶瓶、奶嘴等要洗刷干净，放入冷水锅中煮沸10分钟后，立即取出放在消毒过的带盖锅中备用，以保证清洁卫生。每次取用时要先用肥皂洗净双手。

◎ 配方奶最好不要放冰箱保存

配方奶要即冲即用。因为不管是什么配方奶，本身都不是无菌的，一旦先冲调好留待当天晚些时候食用，就有滋生有害细菌的可能性，尽管这种可能性很小，但也可能会增加宝宝患病的概率。如果必须提前准备宝宝喝的奶，要用封闭的瓶子装好刚烧开的水，等需要的时候即时冲调配方奶。

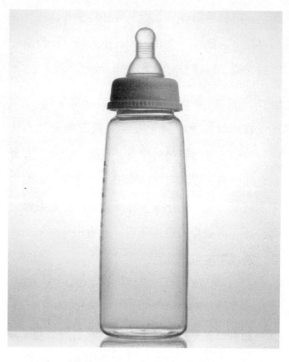

◎ 适量补充水分

母乳中水分充足，因此，母乳喂养的宝宝在4个月以前一般不必补充水分。而人工喂养的宝宝，则必须在两顿奶之间补充适量的水。牛奶中含蛋白质与无机盐比人乳多，故人工喂养较母乳喂养的宝宝所需的水量多。每日每千克体重需100~150毫升水。此外，在两次之间加喂一次水，可以促进宝宝新陈代谢的进行，有利于对高脂蛋白的消化吸收，另外，也能保持宝宝大便的通畅，防止消化功能紊乱，同时还可以清洁宝宝口腔。

早产儿的喂养方法

早产儿过早降临人间，身体各器官功能很不完善，所以必须严密护理，精心喂养，才能使之健康发育成长。早产儿应如何喂养？需要做到如下几点。

◎要尽早吃到母乳

尽早吃母乳可以使宝宝的生理性体重下降时间缩短，程度减轻，低血糖的发生率减少。喂哺方法按早产儿成熟程度而异，对出生体重较重，吸吮能力较强的，可直接进行母乳喂养。目前研究表明，早产哺乳母亲的乳汁成分与足月哺乳母亲的乳汁成分基本相同，完全适合早产儿的生长发育需要及消化能力。因此，要让早产儿勤吸吮，以使哺乳母亲乳汁分泌增加。

如果早产儿的吸吮能力差，可将哺乳母亲的乳汁挤出用匙喂哺。

母乳不足，可进行人工喂养，应以早产儿配方奶为宜。体重较轻，吸吮能力不全的早产儿，可用滴管或胃管喂养。

◎每次喂奶的间隔时间因人而异

一般来说，如体重在 2 000 克以上者，按每 3 小时喂奶 1 次计算，每日喂奶 8 次；体重在 1 500 ~ 2 000 克的，每 2 小时喂奶 1 次，每日喂奶 12 次；体重在 1 000 ~ 1 500 克的，每 1.5 小时喂奶 1 次，每日喂奶 16 次；体重在 1 000 克以下者，每小时喂奶 1 次，每日喂奶 24 次。

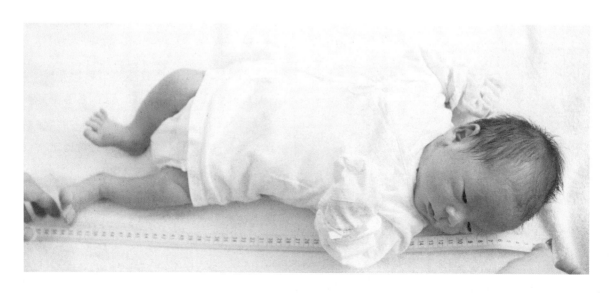

✱ 新生儿常见病的防治 ✱

怎样知道新生儿生病了

一般来说，新妈妈和家人可以从观察新生儿的面色、哭声、吃奶、大小便情况与精神状态等方面来判断宝宝是否生病，吃奶情况和哭声最为重要。

新生儿吃奶减少、吸吮无力，或拒绝吃奶，都可能是生病的早期表现。

要注意区别新生儿的哭声。新生儿正常的哭声，洪亮有力，且边哭边四肢伸动，一般是因饥饿引起，吃饱奶后即不再啼哭，安然入睡。

如果新生儿哭的时候两眼发直，哭声突然、短促而直噪，或有高声尖叫，常是生病的表现，要及早就诊。如果当触及新生儿某一部位时哭声加剧，应将新生儿衣服及尿布等全部取掉，仔细检查全身各部位是否有异常，或衣服、包被、尿布上有无异物，如果四肢有骨折，则骨折部位会有肿胀，且碰一下会哭得更厉害。如果新生儿腹部、背部有严重感染，则局部会出现红肿，抱起来或换尿布时，常常哭声加剧。

如果新生儿哭声异常或较长时间不哭，吃奶情况异常或不吃奶，以及睡眠异常时，均要及时寻找原因，看孩子是否生病。

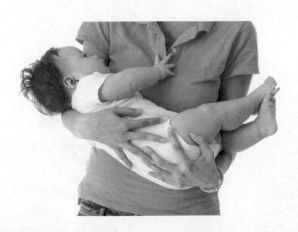

温 馨 提 示

新生儿处于一个特殊的生理发育阶段，所以生病后常常症状不明显、不典型，不易被人察觉。另外，新生儿生病后的表现与成人不同，并且病情变化和进展迅速，短期内即可恶化，如不能及时发现，常会引起不良后果。所以哺乳母亲及家人应了解一些基本知识，提高警惕，以便及时发现新生儿的病状。

注意给宝宝预防接种

疫苗接种是预防传染病最简便有效的措施，因此，给宝宝预防接种是必不可少的项目。原则上，在宝宝出生后，只要按医院发放的疫苗接种卡带宝宝接种就可以了。但是，对于毫无经验的新手爸妈来说，给宝宝接种疫苗可不是那么简单的事情。那么，给宝宝接种疫苗，究竟应该注意哪些问题呢？

我国卫生部规定的儿童计划免疫程序

年龄	接种疫苗
出生	卡介苗、乙肝疫苗
1个月	乙肝疫苗
2个月	脊髓灰质炎三价混合疫苗
3个月	脊髓灰质炎三价混合疫苗、百白破混合制剂
4个月	脊髓灰质炎三价混合疫苗、百白破混合制剂
5个月	百白破混合制剂
6个月	乙肝疫苗
8个月	麻疹疫苗
1.5～2岁	百白破混合制剂复种
4岁	脊髓灰质炎三价混合疫苗复种
6岁	麻疹疫苗复种、百白破混合制剂复种

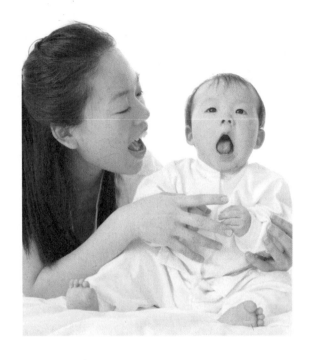

◎**接种后的注意事项**

接种后减少喂食

预防接种后，很多宝宝会表现为食欲不振，如果坚持喂食，可能会导致宝宝拒绝食物。另外，接种以后，如果进食太多还会给肠胃造成负担。因此，一般建议接种疫苗后减少喂食，但要多喝水，并注意营养。

接种后减少宝宝的活动

活动过多，尤其是剧烈活动，会引起不必要的接种疫苗后的不良反应。因此，建议接种后，应让宝宝少活动、多休息。

接种后不宜给宝宝洗澡

在预防接种后的 24 小时内，不要给宝宝洗澡。一是防止洗澡后接种部位因接触水而引起感染；二是洗澡会带走身体上的大量热量，可能会使宝宝着凉，引起发热。

不宜接种的情况

一般认为，当宝宝出现下列情况时不能预防接种，可等宝宝康复后延期接种。

当宝宝因感冒等疾病引起发热时，不宜接种。因为接种疫苗会使宝宝体温升高，加重病情，甚至诱发新的疾病。

如果宝宝出现呕吐、腹泻及严重的咳嗽等症状，经医生同意，可暂时不接种，待症状好转后再补种。

如果宝宝患传染病后正处于恢复期，或有急性传染病接触史但未过检疫期，那么应暂缓接种。

如果宝宝患有急慢性肾脏疾病、化脓性皮肤病、化脓性中耳炎、活动性肺结核等疾病，也可暂时不接种，等痊愈后补种即可。

过敏性体质及患有哮喘、湿疹、荨麻疹的宝宝，接种疫苗后易发生过敏反应，尤其是麻疹疫苗、百白破混合疫苗等致敏原较强的疫苗，更易引起过敏反应。这种情况要咨询医生是否给宝宝接种。

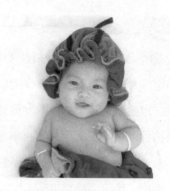

如果宝宝有癫痫和惊厥史，一定要咨询医生宝宝是否适合接种疫苗，尤其是乙脑疫苗、百白破混合疫苗，以免接种后引起晕厥、抽筋、休克等。

患有严重佝偻病的宝宝不宜服用脊髓灰质炎糖丸，在佝偻病痊愈后咨询医生是否补种。

温　馨　提　示

在预防接种后，大多数宝宝或多或少都会出现一些反应症状。如果反应症状较轻，只是出现哭闹、食欲不振、烦躁不安、局部红肿疼痛、轻微发热等反应，就都算正常。此时，妈妈可以搂抱并哄哄宝宝，也可对症采取物理降温、饮食清淡、仔细呵护打针处等措施。但如果注射后宝宝反应很大，甚至出现高热，就应尽快咨询医生，必要时要带宝宝去医院就诊。

新生儿鹅口疮的护理方法

宝宝出生后不久，细心的妈妈可能会发现宝宝的嘴巴里有很多像奶斑一样的东西粘在口腔壁上，开始时以为是宝宝吃完奶留下的奶液，但用棉签擦拭却怎么也擦不掉。这时，不用怀疑，宝宝一定是染上鹅口疮了。

◎鹅口疮是怎么回事

鹅口疮是一种新生儿时期常见的口腔疾病，俗称"白口糊"，中医叫"雪口症"，由白色念珠菌感染引起。由于新生儿对霉菌的抵抗能力比较弱，因此很容易患鹅口疮。正常情况下，白色念珠菌的繁殖会受到其他细菌的抑制，但当宝宝生病或长期使用抗生素后，正常细菌对白色念珠菌的抑制作用就会减弱，白色念珠菌大量繁殖，从而导致鹅口疮。

◎症状表现

要想判断宝宝是否患了鹅口疮并不难，当宝宝张口时，妈妈查看宝宝的口腔中是否有以下症状，就可判断宝宝是否得了鹅口疮。

宝宝口腔黏膜以及舌头表面附着白色或乳黄色像豆腐渣一样的斑块。

如果用棉签擦拭斑块，不易擦掉。

如果用干净的纱布擦拭斑块，可能会导致出血或出现不出血的红色创面。

◎鹅口疮，预防很重要

引起鹅口疮的原因较多，如奶瓶或奶嘴不干净、消毒不严或混用奶具后交叉感染会引起鹅口疮，长期腹泻、营养不良或反复使用广谱抗生素也会感染。另外，如果妈妈患有霉菌性阴道炎，

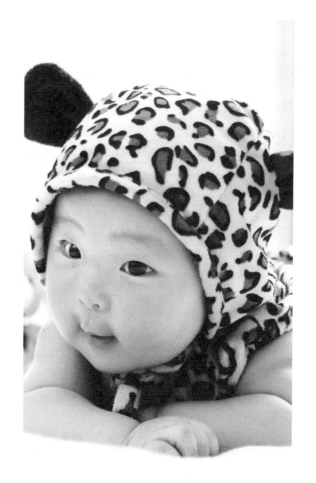

当新生儿经过母亲产道时也可能会感染鹅口疮。因此，要想有效预防鹅口疮，应注意以下几点：

怀孕前，准妈妈要做好孕前检查，如果患有霉菌性阴道炎，应及早治疗。

喂奶前用清水冲洗乳头。

注意妈妈的手、乳头及宝宝口腔的卫生。

注意宝宝的奶瓶、奶嘴的消毒，并保持奶具干燥。

◎鹅口疮的治疗与护理

如果宝宝已经患有鹅口疮，应尽快带宝宝去医院就诊，并遵医嘱给宝宝用药。家庭护理时，可以用淡盐水为宝宝局部清洗，或用 10 万 ~ 20 万 U/ml 制霉菌素加少许鱼肝油局部涂抹，每日 2 ~ 3 次。

新生儿吐奶、溢奶的护理

新生儿的胃比较特殊，吃到胃里的食物比较容易回流，经常会发生吐奶或溢奶的情况。

宝宝溢奶或吐奶大多数都是正常的，只要体重增长正常，精神良好，妈妈就不必太过担忧。

◎吐奶与溢奶的区别

宝宝吐奶与溢奶的原因不同，表现形式也不同。

溢奶：宝宝在吃奶时，会把一些空气吸到胃

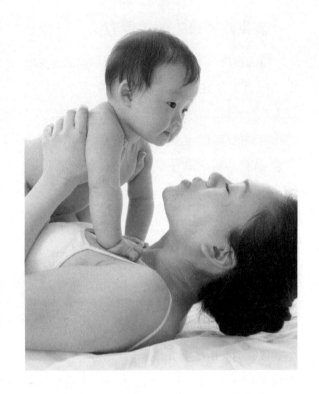

里，这些空气在宝宝吃完后需要从胃里溢出，空气溢出的同时，带了一些奶水出来，就形成了溢奶。溢奶时，奶水是自然从宝宝口中流出的，宝宝没有痛苦表情，且一般在哺乳过后吐一两口就没事了。

吐奶：吐奶是因为宝宝肠胃功能较弱，在胃里的食物无法顺利进入肠道，转而从宝宝口里流出形成的。吐奶一般发生在喂奶后半小时，吐奶时，宝宝会出现呕吐的痛苦表情，食物呈喷射状吐出。

◎吐奶、溢奶的处理方法

宝宝溢奶是一种生理性的反应，妈妈无须紧张，只要每次哺乳后，将宝宝竖直抱起，帮他（她）拍几个嗝出来，将胃里的空气排出，溢奶就会减少。宝宝如果发生吐奶，量多且频繁，妈妈就要观察他（她）有没有其他症状，如果宝宝精神愉快且体重、身高都增长正常，就不必担心。但是如果宝宝同时有精神委靡、食欲不振、发热、咳嗽等症状，且体重、身高都增长缓慢，妈妈要及时带宝宝就医。

新生儿脐炎的预防护理

一般在宝宝出生后 3 ~ 7 天，脐带就会脱落，在这段时间，妈妈一定要注意加强宝宝的脐带护理，以免引发脐炎。

◎认识新生儿脐炎

新生儿脐炎是由于断脐时或出生后由于处理不当而导致的脐部感染。其主要症状是，脐带根部或周围发红，脐窝内有分泌物、出血等。病症较轻的宝宝除脐部有异常外，体温与食欲均比较正常；而重症的宝宝则有发热、吃奶少等表现。

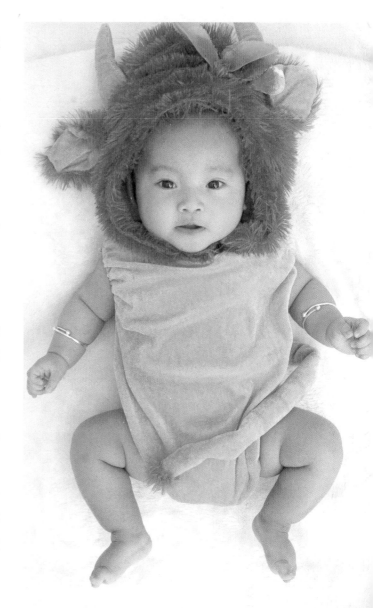

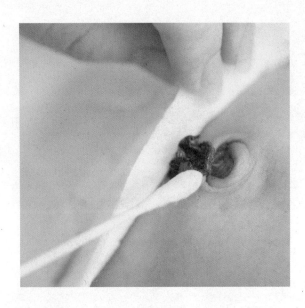

一般情况下，在宝宝沐浴后护理脐部 1 次即可。如果发现宝宝的脐部潮湿或有发炎征兆，则必须增加次数，一天 2 ~ 3 次。

保持脐部干燥，不要让湿衣服捂住脐部，如果衣物湿了，一定要及时更换，随时保持脐部干燥和清洁。更不能将尿布盖在脐带上，换尿布时也应小心，不要让大小便污染脐部。脐部一旦被尿液或粪便弄脏，必须在清理后做脐带消毒护理。

一旦发现宝宝脐部红肿、有分泌物或是有臭味等现象，应立即带宝宝看医生，切不可自行处理。

◎诱发新生儿脐炎的因素

出生时，如果脐带结扎不够紧或结扎脐带时根部留得过长，就会导致脐带延迟脱落。

在脐带脱落前，如果宝宝的脐带内进了水，也会引发脐炎。

平时，如果不小心将尿布盖在宝宝的脐带上，尿布就会摩擦脐带，尿液也会污染脐带，极易引发脐炎。

在寒冷季节出生的宝宝往往包裹得过严，导致脐部不透气，这也容易引发脐炎。

◎预防脐炎的 4 个要点

在给宝宝护理脐部前，妈妈一定要先彻底洗手，避免手上带有细菌。

温 馨 提 示

如果宝宝脐带发炎症状较为严重，可在医生的指导下采用抗生素治疗。一般新生儿期首选青霉素、氨苄青霉素等。如果脐部已经形成了脓肿，医生一般会及时切开引流并换药；对于已形成慢性肉芽肿的宝宝，则要用 10% 硝酸银或硝酸银棒局部烧灼，如肉芽较大不易烧灼的，需要采取手术切除。

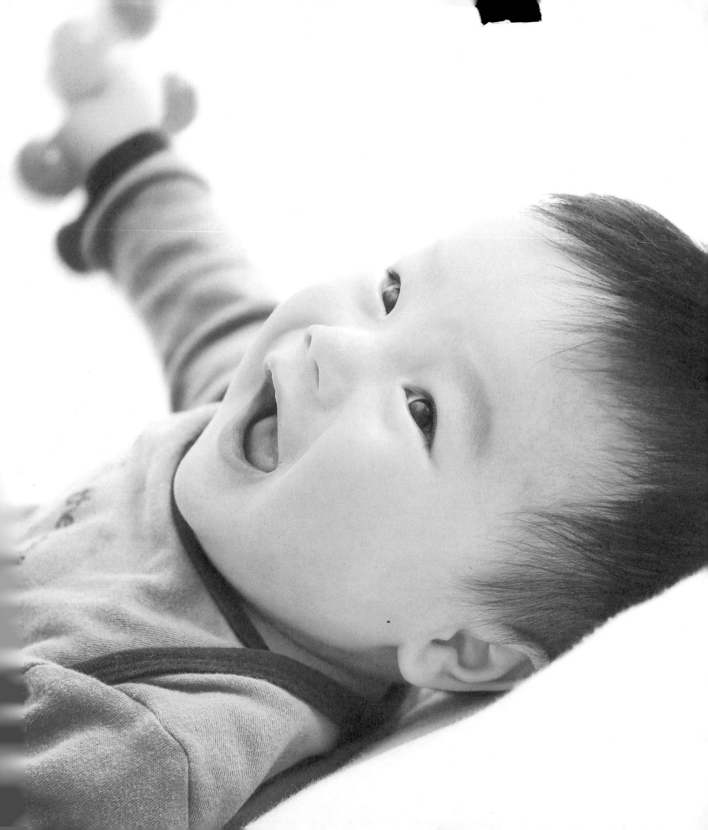

图书在版编目（CIP）数据

坐好月子枕边书 / 艾贝母婴研究中心编著. -- 成都：
四川科学技术出版社，2017.7
ISBN 978-7-5364-8762-8

Ⅰ．①坐… Ⅱ．①艾… Ⅲ．①产褥期－妇幼保健－基
本知识 Ⅳ．①R714.6

中国版本图书馆CIP数据核字(2017)第188713号

坐好月子枕边书
ZUOHAO YUEZI ZHENBIANSHU

出 品 人：钱丹凝
编 著 者：艾贝母婴研究中心
责 任 编 辑：吴晓琳　戴玲
封 面 设 计：高　婷
责 任 出 版：欧晓春
出 版 发 行：四川科学技术出版社
　　　　　　地址：成都市槐树街2号　邮政编码：610031
　　　　　　官方微博：http://weibo.com/sckjcbs
　　　　　　官方微信公众号：sckjcbs
　　　　　　传真：028-87734037
成 品 尺 寸：195mm×220mm
印 　 　 张：10
字 　 　 数：242千
印 　 　 刷：天津市光明印务有限公司
版次/印次：2017年7月第1版　2017年7月第1次印刷
定 　 　 价：34.80元

ISBN 978-7-5364-8762-8

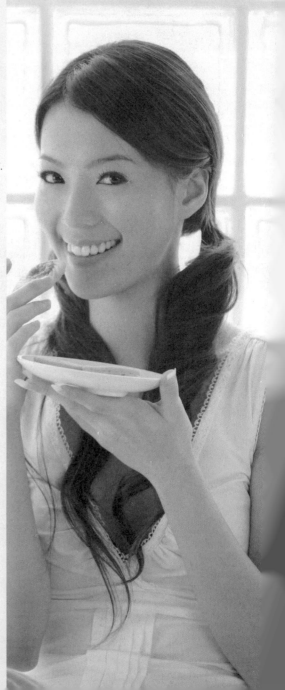